Modhupa Ghosh
Shilpa Shetty
Archana Shetty

Compreender as próteses sobredentadas

Modhupa Ghosh
Shilpa Shetty
Archana Shetty

Compreender as próteses sobredentadas

ScienciaScripts

Imprint

Any brand names and product names mentioned in this book are subject to trademark, brand or patent protection and are trademarks or registered trademarks of their respective holders. The use of brand names, product names, common names, trade names, product descriptions etc. even without a particular marking in this work is in no way to be construed to mean that such names may be regarded as unrestricted in respect of trademark and brand protection legislation and could thus be used by anyone.

Cover image: www.ingimage.com

This book is a translation from the original published under ISBN 978-3-330-07525-2.

Publisher:
Sciencia Scripts
is a trademark of
Dodo Books Indian Ocean Ltd. and OmniScriptum S.R.L publishing group

120 High Road, East Finchley, London, N2 9ED, United Kingdom
Str. Armeneasca 28/1, office 1, Chisinau MD-2012, Republic of Moldova, Europe
Printed at: see last page
ISBN: 978-620-7-29322-3

ÍNDICE DE CONTEÚDOS

INTRODUÇÃO

"Porque vivemos, morremos. Porque crescemos, envelhecemos. Porque o tempo está no Universo, está no homem. Porque somos basicamente parte de toda a vida, estamos sujeitos a todas as leis naturais. É assim que as mudanças de crescimento e as mudanças de idade formam uma continuidade ininterrupta. São a nossa herança de sermos mortais".

Krogman.

Se, através de qualquer procedimento, as alterações de crescimento e as mudanças de idade puderem ser tornadas mais toleráveis, a nossa missão enquanto membros da equipa de saúde terá sido cumprida.

Uma pessoa é de facto afortunada quando tem todos os seus dentes e desfruta dos benefícios de uma cavidade oral saudável e normal. Para muitas pessoas, a cárie e a doença periodontal destroem os dentes e o periodonto, que são removidos e substituídos por próteses completas, que muitas vezes podem ser mantidas durante muitos anos.

O tratamento de sobredentadura é uma noção que exclui a inevitabilidade do "plástico flutuante" em bocas desdentadas. Sempre constituiu um recurso sensato e prudente para os médicos dentistas e numerosos pacientes beneficiaram dele.

De acordo com a GPT-8, uma **sobredentadura pode ser definida como** uma substituição protética da dentição natural que cobre dentes vitais ou não vitais retidos ou as raízes dos dentes. No entanto, hoje em dia, com a ênfase na prótese preventiva, o uso de sobredentaduras aumentou ao ponto de ser uma nova alternativa viável à maioria dos planos de tratamento que se delineia na construção de próteses para pacientes com alguns dentes remanescentes.

A poderosa arma da osteointegração introduziu toda uma nova gama de possibilidades de sobredentadura.

CAPÍTULO 1

<u>VANTAGENS E DESVANTAGENS DAS PRÓTESES SOBREDENTADAS</u>

<u>VANTAGENS</u>

1)   Preservação do osso alveolar

A preservação dos dentes não só retém o osso alveolar que suporta os dentes, mas também o osso alveolar adjacente aos dentes, num estudo de cinco anos efectuado por Crum & Rooney, que constatou que a redução do osso alveolar foi reduzida em 8 vezes à volta dos dentes pilares que suportam a sobredentadura, quando comparada com as próteses convencionais.

2)   Preservação da resposta proprioceptiva

A entrada sensorial dos receptores periodontais é um dos factores determinantes da função mastigatória e as raízes dos dentes oferecem uma entrada discriminatória mais discreta do que a mucosa oral. Isto ajuda na discriminação dimensional, na resposta canina e na sensibilidade direcional.

3)   Apoio

Os batentes dos dentes naturais de uma sobredentadura proporcionam uma base estática e estável sem paralelo em qualquer prótese convencional. A base estável melhora a oclusão através de registos mais precisos da relação dos maxilares e melhora o conforto do paciente ao reduzir drasticamente o trauma de uma base de prótese nos tecidos de suporte.

4)   Estabilidade

A estabilidade é melhorada quando comparada com as próteses convencionais. A retenção de quatro pilares, tais como dois caninos e dois molares em cada arcada, proporciona uma maior estabilidade.

5)   Retenção

Geralmente, a retenção é excelente devido à melhor estabilidade das sobredentaduras. Se for proporcionado um alívio para as protuberâncias ósseas ou para os tecidos moles adjacentes aos dentes retidos, a vedação pode perder-se. Isto pode ser ultrapassado através da utilização de acessórios ou revestimentos macios.

6) Método de tratamento igualmente eficaz ou superior

Em muitas situações, as sobredentaduras prestam um melhor serviço do que os métodos alternativos de tratamento. É particularmente útil para pacientes com defeitos congénitos, tais como oligodontia, microdontia, fenda palatina, disostose cliedocraniana, e para pacientes de classe III para os quais o tratamento cirúrgico ou ortodôntico não é possível. As sobredentaduras são superiores às próteses parciais fixas ou amovíveis quando um doente tem poucos dentes remanescentes, nenhum dos quais é adequadamente suportado pelo osso.

7) Simplicidade de construção

Os procedimentos para o fabrico da sobredentadura são os mesmos que os das próteses completas convencionais. Os dentes retidos proporcionam estabilidade às bases durante o registo das relações dos maxilares. Também ajudam a determinar a dimensão vertical correcta da oclusão e a colocação adequada dos dentes. A relação cêntrica também é facilmente registada e preservada.

8) Estabilização da estrutura existente

Embora os tecidos sob um longo período sem suporte dentário possam reabsorver, ocorrem poucas alterações no local dos dentes retidos. Assim, a dimensão vertical e o suporte labial e facial são mantidos e o assentamento é minimizado.

9) Oclusão ideal

Não só pode ser proporcionada uma oclusão adequada, mas também uma oclusão esteticamente aceitável. É possível ter uma sobreposição vertical pronunciada dos dentes anteriores e ainda assim evitar a deslocação das próteses em função. O tipo de oclusão orgânica que muitos pacientes têm com os dentes naturais pode ser incorporado na sobredentadura.

10) Excelência estética

A vasta seleção de dentes artificiais para prótese e as muitas disposições possíveis ajudam a criar um efeito estético. Os defeitos ósseos podem ser restaurados de forma mais eficaz com a sobredentadura do que com a prótese convencional.

11) Palato aberto possível

A sobredentadura maxilar de muitos pacientes pode ser feita "sem teto", se necessário, especialmente quando são utilizados dentes anteriores e posteriores como pilares da sobredentadura.

12) Procedimentos familiares

Os procedimentos são semelhantes aos utilizados para as próteses completas convencionais. Os dentistas e técnicos devidamente orientados podem realizá-los com facilidade.

13)Facilidade de efetuar medições

Quando os dentes são retidos para uma sobredentadura imediata, a dimensão vertical da oclusão pode ser mantida com um elevado grau de precisão. Tal como acontece com qualquer prótese imediata, o alinhamento existente dos dentes pode ser restaurado.

14) Menos traumas nas estruturas de suporte

As superfícies dos dentes naturais ou das raízes, que são duras, suportam a prótese. Isto inibe a reabsorção do rebordo residual quando todos os dentes são removidos e são colocadas próteses completas. Assim, os tecidos moles sofrem pouco trauma.

15) Excelente aceitação do doente ou vantagem psicológica

Os pacientes são mais receptivos e apreciam mais este tratamento porque experimentam uma melhoria na função e na estética, mantendo ao mesmo tempo alguns dos seus próprios dentes.

16) Conversão para prótese completa

Se, por algum motivo, os dentes do pilar tiverem de ser extraídos, a sobredentadura pode ser convertida numa prótese completa convencional através de um revestimento e de um reembasamento.

17) Prótese de transição ou de treino

Apesar de o paciente poder perder os dentes retidos ou as raízes num período relativamente curto, a sobredentadura não só é estável e retentiva durante o período de utilização, como também é excelente para fins de transição ou formação.

18) Ajustes mínimos

É necessário um pequeno ajustamento devido à estabilidade e apoio proporcionados pelos dentes retidos.

19) Possibilidade de utilizar acessórios ou revestimentos macios

Quando os tecidos moles ou as protuberâncias ósseas necessitam de um alívio considerável, é difícil manter uma vedação. Para melhorar a retenção, os encaixes ou os revestimentos moles podem ser incorporados na sobredentadura existente.

20) Facilidade de manutenção

As reparações, alterações ou readaptações da prótese sobredentada podem ser efectuadas prontamente da mesma forma que as próteses completas convencionais.

21) Facilidade de limpeza

Todas as superfícies dos pilares isolados são facilmente acessíveis para limpeza e a prótese, sendo amovível, é mais fácil de limpar do que uma prótese fixa.

22) Reversibilidade

Quando se fazem overdentures sobre uma dentição natural completa, raramente é necessário alterar os dentes existentes. Por conseguinte, o procedimento é completamente reversível; a remoção da sobredentadura faz com que os dentes do paciente voltem ao seu estado original.

DESVANTAGENS

1) Suscetibilidade à cárie

O problema mais comum encontrado é o envolvimento carioso dos dentes pilares, tanto com como sem coifas. Cuidados domésticos meticulosos e visitas frequentes ajudam a detetar as lesões incipientes.

2) Rotura periodontal dos dentes pilares

Uma sobredentadura não só impede a estimulação natural e a limpeza pela língua e pelas bochechas, como também promove a acumulação de placa bacteriana. É essencial um cuidado meticuloso em casa para evitar o envolvimento periodontal dos dentes.

3) Sobrecontorno

Se existirem cortes inferiores excessivos, é impossível evitar o bloqueio excessivo dos cortes inferiores existentes. Isto leva a uma base mal contornada, resultando numa plenitude labial inadequada que perturba o seu caimento natural e leva à dificuldade de aceitação por parte do paciente. Um rebordo demasiado contornado não interage bem com a musculatura facial.

4) Contorno inferior

A presença de um rebaixo ósseo e de um trajeto de inserção limitado pode obrigar a uma sub-alongamento do rebordo da prótese para que esta possa ser colocada. Isto leva à perda de retenção e à formação de um espaço potencial para a impactação de alimentos.

5) Aproximação da distância interoclusal

Quando é feita uma sobredentadura, especialmente uma com alguma forma de fixação interna, a distância interoclusal disponível de uma prótese padrão não pode ser comprometida e, por isso, surge uma luta para colocar toda a sobredentadura na sua dimensão correcta.

6) Custo

O tratamento com próteses sobrepostas é mais dispendioso do que o tratamento com próteses convencionais, devido à terapia endodôntica e periodontal, e à subsequente restauração dos dentes com coifas fundidas e acessórios internos.

7) Responsabilidades adicionais do doente

Se o doente não mantiver limpas as raízes ou os dentes retidos e a prótese sobreposta, isso pode causar uma rutura periodontal e cariosa dos dentes. Por conseguinte, a responsabilidade do doente em manter um elevado nível de higiene oral é essencial.

CAPÍTULO 2

INDICAÇÕES E CONTRA-INDICAÇÕES DE SOBREDENTADURAS

Introdução

INDICAÇÕES

Deve ser considerada a utilização da sobredentadura num paciente quando o resultado for igual ou superior ao proporcionado por outro método de tratamento.

1)   Pacientes com um mau prognóstico para próteses completas

Quando a abóbada palatina é alta e as cristas se inclinam, pode ser difícil fazer uma prótese maxilar retentiva estável ou quando a mandíbula tem um espaço de prega sublingual mal definido, o pavimento da boca fica coberto e a língua cai para trás, onde a estabilidade e a retenção são difíceis de obter.

2)   Defeitos congénitos

> Fenda palatina.

> Oligodontia.

> Microdontia.

> Disostose cleidocraniana.

> Pacientes de classe III com mandíbula prognática

3)   Defeitos adquiridos

> Acidentes.

> Doença.

4)   Quando é necessária uma sobreposição vertical pronunciada dos dentes anteriores

É necessária a retenção de alguns dentes no maxilar superior para melhorar a retenção quando é necessária uma sobreposição vertical pronunciada.

5)   Dentes com prognóstico duvidoso

Quando os dentes não podem ser utilizados como pilares convencionais devido a uma relação coroa/raiz desfavorável, podem ser tratados endodonticamente e as coroas clínicas podem ser reduzidas, podendo ser utilizadas como pilares de prótese.

6)   Sobredentadura Unitária

Uma sobredentadura unilateral pode ser fabricada para proporcionar uma boa função e estética quando uma grande quantidade de osso e tecido mole foram perdidos num lado da arcada.

7)   Sobredentaduras parciais removíveis

Se uma prótese parcial removível for fabricada sobre alguns dentes, estes acrescentam apoio e estabilidade à prótese e atrasam a reabsorção do rebordo residual.

8)   Prótese completa simples oposta a dentes anteriores naturais

Para preservar o rebordo residual maxilar quando opostos por dentes mandibulares naturais, é benéfico reter uma ou mais raízes na região anterior maxilar. Isto ajuda a prevenir as sequelas da "síndrome da combinação".

9)   Pacientes que enfrentam a perda da dentição natural adulta remanescente.

Quanto mais jovem for o doente, maior será a indicação.

CONTRA-INDICAÇÕES

1) Quando um doente não pode pagar economicamente.
2) Pacientes com deficiências mentais e físicas para os quais o controlo da placa bacteriana e uma boa higiene oral são difíceis.
3) Pacientes não cooperantes e pouco motivados que insistem na remoção dos seus dentes remanescentes.

Contra-indicações para a utilização de dentes periodontalmente afectados:

S Mobilidade de grau 3 que se deve a uma perda óssea alveolar que não pode ser corrigida.

S Defeitos dos tecidos moles e do osso que não podem ser corrigidos cirurgicamente.

S *Não* conseguir estabelecer uma zona suficiente de gengiva aderente.

Contraindicação para tratamento endodôntico

S Fratura vertical da raiz

S Perfuração mecânica da raiz

S Reabsorção interna que perfurou o lado da raiz

S Instrumento partido no canal radicular

S Fratura horizontal da raiz abaixo da crista óssea

CAPÍTULO 3
SELECÇÃO DE DOENTES

1) Os potenciais pacientes com sobredentadura não têm dentes saudáveis e corretamente distribuídos, nem uma relação coroa/raiz adequada.

2) Preferem-se as sobredentaduras: 4 ou menos dentes retentivos presentes numa arcada.

3) Paciente com problema ortodôntico, deformidade congénita como fenda palatina, má oclusão de classe III.

4) Pacientes destinados a perder dentes numa arcada enquanto a outra arcada permanece dentada.

5) Pacientes com posição desfavorável da língua/ligação muscular: estabilidade/retenção comprometida.

HISTÓRIA

S Historial médico

S História dentária

S Registos pré-tratamento

- Moldes de diagnóstico

- Fotografias

- Radiografias

EXAME

S **Visual**

S **Digital**

J **Dentária**

- Lesão cariosa

- Restauração defeituosa

■ Oclusão

■ Espaço adequado para a dentadura

J **Periodontal**

■ Estado de higiene oral

■ Perda óssea generalizada

■ Hipermobilidade

■ Profundidade do bolso

J **Radiográfico**

CAPÍTULO 4

SELECÇÃO DO PILAR

Regra geral, se o paciente apresentar quatro ou menos dentes retidos numa arcada, deve ser considerada uma sobredentadura. Durante o exame, todos os potenciais pilares devem ser avaliados cuidadosamente do ponto de vista de:

1)   Estado periodontal

2)   Atividade de cárie

3)   Potencial para tratamento endodôntico

4)   Consideração posicional.

5)   Número e distribuição dos pilares.

1) ESTADO PERIODONTAL

O conceito básico de sobredentadura é válido porque se baseia no argumento fisiológico sólido de que a presença de dentes saudáveis na boca é essencial para manter a altura do rebordo alveolar. Os dentes pilares devem ter pelo menos seis milímetros de suporte ósseo. O pilar deve ter uma faixa mais larga de gengiva aderente e uma profundidade de bolsa mínima. A redução ou eliminação das bolsas é essencial para o estabelecimento de um ambiente saudável para o dente pilar. Podem ser efectuados procedimentos cirúrgicos para aumentar a zona de gengiva aderente e a profundidade do vestíbulo.

2)   ACTIVIDADE DE CÁRIE

Idealmente, devem ser seleccionados para pilares dentes com um envolvimento mínimo ou inexistente de cáries. Os dentes cariados podem ser utilizados como pilar após procedimentos de restauração bem sucedidos. Um processo de cárie ativo pode levar a uma recorrência de cáries em dentes pilares não protegidos. Os copings podem ser utilizados para reforçar os dentes restaurados e podem ser cimentados com cimentos de ionómero de vidro que proporcionam alguma proteção contra a cárie.

3)   POTENCIAL PARA TRATAMENTO ENDODÔNTICO

O tratamento endodôntico é recomendado para pilares de sobredentadura na maioria das situações. As vantagens de uma terapia endodôntica bem sucedida superam as desvantagens do custo. O tratamento endodôntico facilita a estética ao permitir uma redução suficiente do dente pilar e a sua substituição por um dente de prótese semelhante em tamanho, forma e posição. As relações clínicas entre a coroa e a raiz podem ser melhoradas significativamente com uma preparação adequada do pilar. A redução do dente também permite a utilização de raízes de molares mal posicionados, inclinados, hemiseccionados e únicos como pilares de sobredentadura após a terapia endodôntica.

IMPLANTES ENDODÔNTICOS:

Os implantes endodônticos podem ser utilizados para estabilizar dentes com raízes extremamente curtas ou perda óssea excessiva. Fornecem o suporte necessário a um dente enfraquecido que pode servir de pilar para uma sobredentadura. O prolongamento do implante 5-10 mm para além do ápice e a redução do comprimento da coroa clínica podem alterar a relação coroa/raiz.

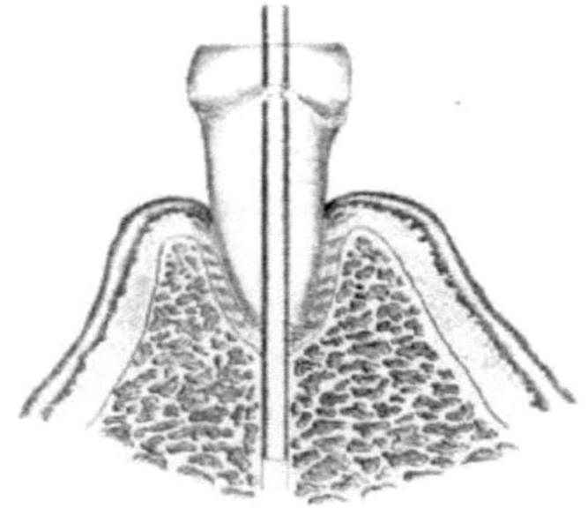

4)   CONSDERAÇÃO POSICIONAL

Quatro pilares amplamente separados fornecem o suporte e a estabilidade ideais para uma sobredentadura.

A sobredentadura assim suportada é suportada pelo dente.

Dois caninos e dois segundos pré-molares são o padrão mais comum para quatro pilares.

Podem ser utilizados três pilares, dois caninos e um segundo pré-molar. Uma utilização única de três pilares é dois caninos superiores e um incisivo central. Isto proporciona um tripé de apoio e é particularmente eficaz quando se opõe a uma dentição natural.

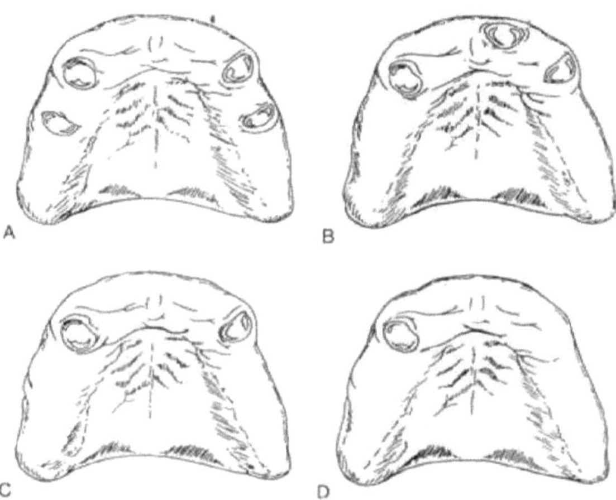

A, The ideal distribution is four abutments in an arch. *B*, Three abutments in a tripod pattern can effectively oppose a natural dentition. *C*, The most common distribution is two canine abutments in either arch. *D*, Although not ideal, one abutment can support and stabilize an overdenture, and is used as frequently as three or four abutments

Os dois pilares caninos são os padrões de pilar mais frequentemente utilizados. Se apenas estiverem disponíveis dois dentes pilares, estes devem ser colocados bilateralmente.

Um canino e um pré-molar do mesmo lado utilizados para suporte unilateral são menos desejáveis. Dois caninos e pré-molares são preferíveis aos molares para dois pilares. Os dentes aproximados não proporcionam muito mais apoio e estabilidade do que um pilar e são mais difíceis de limpar adequadamente pelo doente. Também aumentam o volume sob uma prótese e pode ser mais difícil posicionar corretamente os dentes da prótese na sobredentadura, resultando numa estética deficiente. Embora não seja ideal, também pode ser utilizada uma sobredentadura com um pilar.

Donald R. Nelson (1994) recomendou a utilização de incisivos laterais maxilares como pilares de sobredentadura, que oferecem suporte vertical à prótese, distribuição favorável da tensão, estética melhorada e preservação da pré-maxila.

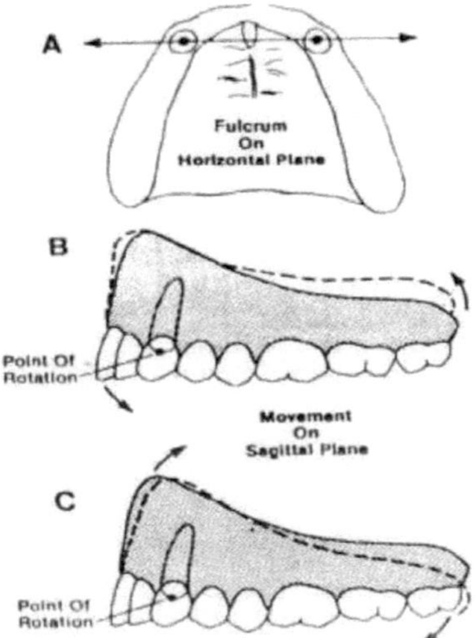

A, Pronounced anterior posterior rotation develops around fulcrum line in canine-supported maxillary overdenture. B, Occlusal loading causes rotation and disruption of peripheral seal anteriorly. C, Incisal loading produces rotation and loss of peripheral seal posteriorly.

Se forem utilizados os dentes caninos, desenvolvem-se vários fulcros na sobredentadura maxilar, o que fará com que a sobredentadura se mova em direção ou para longe do rebordo residual. A magnitude da rotação ântero-posterior pode ser grandemente reduzida quando a linha de fulcro passa pelo incisivo.

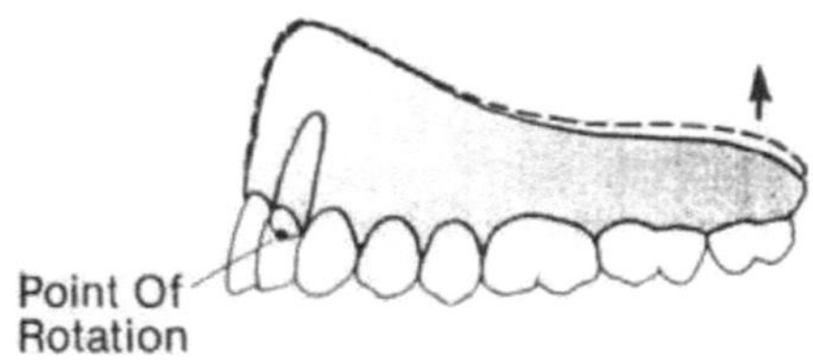

Anteroposterior rotation of prosthesis is diminished with fulcrum line located through lateral incisor abutments near anterior border of denture.

Os incisivos laterais superiores oferecem um melhor resultado do que o canino ou o incisivo central, uma vez que não se verifica o problema do rebaixamento dos tecidos, o que favorece a inserção e a remoção da sobredentadura, bem como resultados estéticos favoráveis, uma vez que o osso na face dos incisivos laterais é menos proeminente do que o dos caninos, pelo que se evita o apoio excessivo dos lábios.

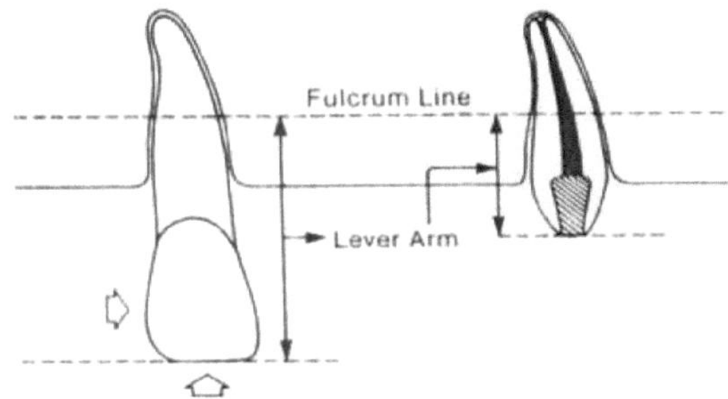

Abutments are ideally dome shaped and contoured to approximately 2 mm above gingival margin.

5) NÚMERO E DISTRIBUIÇÃO DOS PILARES

Regra geral, ao selecionar pilares para um doente que recebe sobredentaduras maxilares e mandibulares, a resistência do pilar da arcada mandibular deve ser igual ou superior à da arcada maxilar. Os caninos são os pilares mais frequentemente seleccionados para as sobredentaduras maxilares e mandibulares. Os caninos são excelentes pilares, geralmente são passíveis de tratamento endodôntico, têm raízes fortes e estão localizados estrategicamente no canto da arcada.

Os segundos pré-molares, os incisivos centrais superiores, os molares e as raízes dos molares têm sido utilizados com êxito. Os incisivos mandibulares, os primeiros pré-molares e os incisivos laterais superiores são utilizados com menos frequência.

Vantagens da retenção de dentes para a sobredentadura

1) A altura vertical dos dentes, quando reduzida, melhora a relação raiz-coroa e, consequentemente, reduz a mobilidade do dente retido.

2) A função mastigatória é melhorada, uma vez que o doente com prótese sobreposta tem uma eficiência de mastigação um terço superior à do doente com prótese completa.

3) A maior entrada sensorial dos receptores periodontais foi responsável pela melhor capacidade discriminatória com as próteses sobrepostas.

4) Preservação do osso alveolar Foram efectuados numerosos estudos e produzidas provas suficientes de que os dentes retidos para próteses sobre o alvéolo ajudam na preservação do osso alveolar.

CAPÍTULO 5
GESTÃO DO PILAR

Preparação dos dentes

Existem várias técnicas de preparação dos dentes pilares. Miller (1958) sugeriu um procedimento no qual os dentes são preparados para coroa total com linha de acabamento tipo ombro. A porção oclusal normalmente achatada do pilar deve ter uma forma arredondada ou parabólica, de acordo com ele, esta preparação permite que as tensões de oclusão sejam direccionadas ao longo dos eixos longos dos dentes pilares e permite algum movimento da prótese. O dente pilar não desempenha qualquer papel na retenção da prótese, mas actua como um estabilizador.

Robert De Franco (1977), sugeriu várias técnicas para a preparação de pilares de dentadura.

1. modificação e redução simples dos dentes.

2 Redução de dentes e coifa de gesso

3 Terapia endodôntica e obturação de amálgama

4 Terapia endodôntica e coifa de gesso

5 Terapia endodôntica com coifa de gesso utilizando alguma forma de fixação.

1. Modificação e redução simples dos dentes:

Neste procedimento, os dentes remanescentes são apenas moldados para eliminar os rebaixos e reduzidos em altura vertical, se necessário, para criar uma maior distância entre as cristas. Para que esta técnica seja possível, a higiene oral deve ser excelente, com um baixo índice de cáries.

Se os dentes forem reduzidos a qualquer grau, as polpas vitais devem ser recuadas o suficiente para que os dentes reduzidos não sejam sensíveis ao ambiente oral.

Esta técnica é frequentemente utilizada em pacientes anodônticos ou em pacientes com abrasão severa dos dentes. A razão pela qual é possível uma preparação mínima deve-se à presença de um grande espaço livre.

A retenção da sobredentadura pode ser melhorada, se desejado, através da colocação de um revestimento permanente.

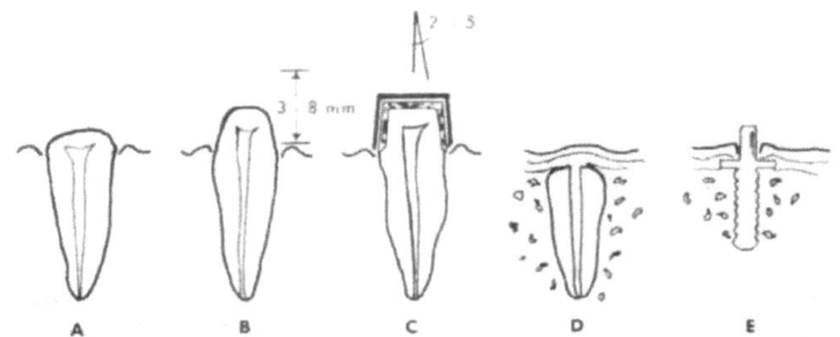

Design of overdenture support preparations. A, Maximum reduction without endodontics, rounded and polished, vertical support only. B, Three to eight millimeters of overdenture is "telescope," vertical and lateral support. C, Double casting "telescope," retention, vertical, and lateral support. D, Residual root with or without endodontics. E, Implant.

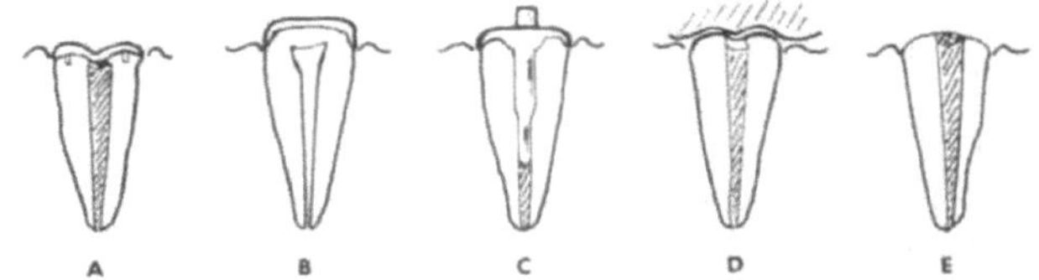

Design of overdenture support preparations. A, Maximum reduction, endodontically treated, cemented cast coping retained by pins. B, Same as Fig. 15-2, A, with cemented cast coping. C, Dowel coping with attachment. D, Composite or alloy restored with orientation seat for overdenture. E, Minimal preparation, endodontically treated, rounded, restored with composite or alloy.

2   Redução de dentes e coifa de gesso:

Os dentes são reduzidos e é feita uma moldagem nos dentes devido a sensibilidade ou como controlo de cáries. Esta abordagem só é possível quando os dentes têm um suporte ósseo adequado e um bom prognóstico periodontal, porque só há uma redução mínima na relação raiz-coroa.

Deve existir um espaço adequado na autoestrada para permitir a invasão da distância disponível entre as vias, caso contrário, poderá ocorrer uma violação da dimensão vertical com uma estética deficiente e um eventual fracasso.

3   Terapia endodôntica e obturação de amálgama:

Esta abordagem é amplamente utilizada em muitos dos casos de sobredentadura. É indicada quando existe uma altura coronal normal para os dentes e um espaço livre normal com pouca ou nenhuma perda de dimensão vertical.

Os dentes devem ser drasticamente reduzidos ao nível gengival e a terapia endodôntica é sempre necessária.

Após a conclusão da terapia endodôntica, o dente é seccionado na margem gengival ou ligeiramente acima dela (1-2 mm) e é colocada uma restauração de amálgama no canal radicular exposto. A dentina restante é alisada e polida cuidadosamente, podendo ser facilmente limpa e não acumulando placa bacteriana.

4 Terapia endodôntica e coping com gesso:

Neste caso, o procedimento e as indicações são semelhantes às técnicas anteriores, exceto que é colocada uma coifa sobre o dente tratado endodonticamente, em vez de se colocar uma restauração simples de amálgama no canal radicular. A coifa pode ser utilizada para evitar a cárie recorrente na superfície de dentina exposta, quando existe um historial de envolvimento carioso.

A moldagem tem normalmente a forma de uma cúpula pouco profunda, com a margem ligeiramente sobreponível. A retenção é obtida através de um espigão curto que é colocado no interior do canal radicular.

O pilar é mantido curto intencionalmente devido à possibilidade de remoção da coifa em caso de desenvolvimento de cáries.

5 Terapia endodôntica com coifa de gesso utilizando alguma forma de fixação:

Esta abordagem está reservada para as situações em que se pretende não só estabilidade, mas também uma melhoria significativa da retenção. Devido ao tempo, custo e riscos acrescidos, o procedimento deve ser reservado a doentes com um prognóstico favorável. Nestes casos, o baixo índice de cáries, os cuidados domiciliários adequados e a saúde periodontal são absolutos. Os dentes pilares necessitam de um suporte ósseo adequado, devido ao stress adicional que o acessório provoca no dente.
O acessório não reduz o rácio coroa/raiz tanto como uma simples fundição em forma de cúpula. Além disso, devido à tensão exercida sobre o encaixe pela sobredentadura, é necessária uma maior retenção na fundição.

Isto é feito através do alongamento do pilar no canal radicular ou da adição de pinos à fundição.

O acessório geralmente requer uma parte da distância disponível entre as pontes; é necessário espaço suficiente para a sua construção.

COPOS

As coifas fundidas são indicadas quando a porção coronal do dente está muito danificada ou é inexistente.

Como consequência do movimento da base da prótese, ocorre normalmente um desgaste gradual dos pilares ao longo de um período de tempo.

As coifas também podem ser indicadas quando os dentes pilares entram em contacto com as superfícies oclusais ou incisais dos dentes naturais opostos. Quando a sobredentadura é removida durante o sono, como recomendado, pode ocorrer um desgaste grave dos pilares durante episódios de bruxismo. As coifas podem ser de dois tipos

A. Coifas curtas

B. Coifas longas

Coifas curtas

Têm geralmente 2-3 mm de comprimento e é necessária terapia endodôntica. As coifas curtas complementam o fabrico da prótese, proporcionando estabilidade e suporte para as placas de base.

A relação coroa/raiz é melhor e a higiene oral pode ser bem mantida. Estas coifas proporcionam tanto apoio oclusal como os encaixes complexos e também conferem estabilidade à prótese. As coifas podem ser colocadas com ou sem bucha. Podem ser utilizados pinos para reter a coifa.

Coifas longas

Os copings longos têm normalmente 5-8 mm de comprimento. Os copings longos não necessitam de terapia endodôntica; apenas é necessária uma redução conservadora da estrutura coronal do dente. Estes têm uma forma elipsoidal longa e uma relação coroa/raiz maior. Consequentemente, as coifas fundidas longas requerem um bom suporte ósseo.

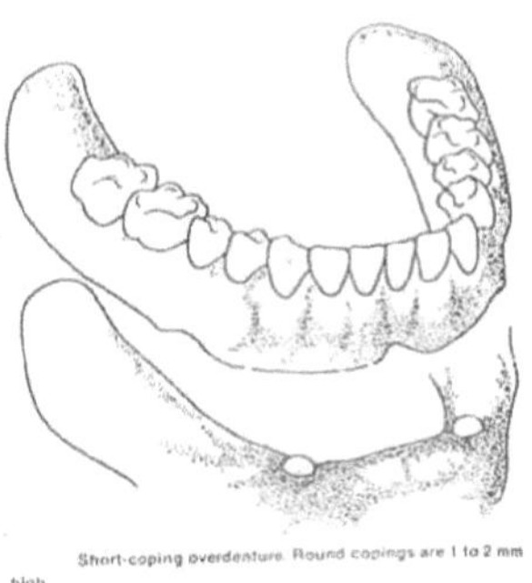

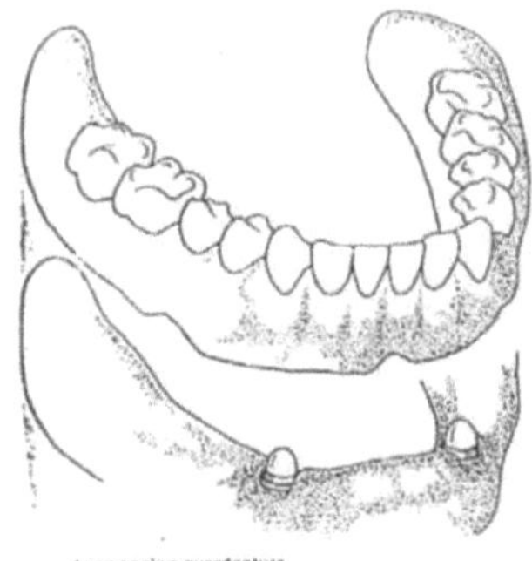

Vantagens das coifas

1) As coifas proporcionam proteção contra a cárie para os dentes pilares.

2) As coifas reforçam a estrutura dentária enfraquecida após a terapia endodôntica e ajudam a restaurar os dentes partidos.

3) Os copings podem proteger os contornos dos pilares, que podem ser danificados por uma escovagem

incorrecta ou por hábitos de bruxismo durante o sono.

4)   As coifas podem ser contornadas para obter excelentes resultados fisiológicos.

Desvantagens dos copings

1)   Aumento do tempo e do custo do tratamento.

2)   Estes podem constituir uma fonte de irritação para os tecidos gengivais, se a placa bacteriana se

acumular devido a uma higiene oral incorrecta.

3)   As cáries recorrentes não podem ser detectadas precocemente, uma vez que as coifas cobrem todo o

dente

superfície.

CAPÍTULO 6

ACESSÓRIOS DE SOBREDENTADURA

Os encaixes podem proporcionar uma maior retenção mecânica e estabilização das sobredentaduras. O objetivo final da prótese dentária é devolver ao doente uma função tão próxima do normal quanto possível. O conceito básico das sobredentaduras é preservar os tecidos duros e moles residuais.

O renascimento da utilização de acessórios surgiu no final da década de 1950 com o trabalho de Steiger e Boitel. Matsuo desenvolveu um calibre de fixação milimétrico, codificado por cores, para definir o espaço vertical disponível na região edêntula dos moldes ocluídos para a seleção do acessório.

DOWEL DESIGNS

1) Cavilhas de fundição personalizadas.

2) Modelos de resina pré-fabricados.

3) Cavilhas metálicas pré-fabricadas.

1) Cavilha de fundição personalizada

As cavilhas fundidas personalizadas são indicadas quando os canais radiculares são largos ou angulados. A preparação do dente para uma coifa de pino para transportar um acessório requer mais remodelação da raiz para a crista alveolar. A preparação da coifa deve ser em forma de tenda, com dois terços de redução facial e um terço de redução lingual para evitar a rotação e proporcionar espaço para a margem do chanfro, assento do inlay.

As coifas de cavilha devem proporcionar uma protuberância gengival gradual para proteger a gengiva marginal. Se as cavilhas fundidas tiverem menos de 6 mm de comprimento, o cone não permite o suporte de uma coifa de fixação.

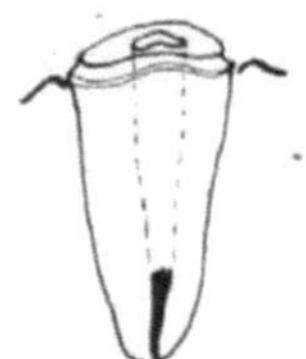

2)   Modelos de resina pré-fabricados

Os problemas técnicos associados às capas de bucha personalizadas são eliminados com a bucha de resina devido às diferenças no coeficiente de expansão do padrão de cera para a bucha e à necessidade de uma única fundição. A resistência de uma cavilha padrão é consideravelmente menor do que a de uma cavilha metálica pré-fabricada do mesmo tamanho.

3)   Cavilhas metálicas pré-fabricadas

As cavilhas metálicas pré-fabricadas têm uma grande vantagem sobre as cavilhas fundidas, devido ao encaixe exato e à elevada resistência metalúrgica na área da secção transversal, requerem um alargamento mínimo do espaço e reforçam o dente em vez de o enfraquecerem.

A preparação do coping da cavilha com forma de tenda e chanfro definido e um assento de incrustação são desenvolvidos oclusalmente para evitar a rotação do coping e proporcionar volume para a ligação metalúrgica da cavilha, desde a fundição até à soldadura.

As cavilhas metálicas pré-fabricadas podem ser transferidas na moldagem inicial e incorporadas no enceramento laboratorial ou podem ser unidas, cimentando-as com cera ou resina ao coping fundido na prova e soldando-as após a transferência da boca.

DOWEL SYSTEMS

Estão disponíveis vários sistemas de cavilhas

a)   Sistema Mooser

b)   Pivô Stutz

c)   Schenker Step Pivot

d)	Parafuso V K

e)	Parafuso Kurer

f) Parapostes de baleia

g)	Parkel Parapost

h)	Endoposts Kerr

ANEXOS

Classificação

Os acessórios podem ser classificados de acordo com a forma, o desenho e a área primária.

CORONAL

1. anexos intra-coronais

2 Anexos extra coronais

RADICULAR

3 Fixações do perno do telescópio

4 Anexos de barra

a.	Juntas

b.	Unidades

ACESSÓRIOS

5. fixação auxiliar

a.	Unidades aparafusadas

b.	Conectores de lingueta

c. Parafusos

d.	Estabilizadores ou equilibradores

e.	Encravamentos

g. Descansos

FIXAÇÕES DE PREGOS

Os acessórios com pernos são os mais simples de todos os acessórios. A maioria dos acessórios é fácil de utilizar e possui características de retenção favoráveis. Poucos encaixes de pinos são totalmente rígidos, e alguns são resilientes. Consiste numa porção macho e fêmea, uma na base da prótese e a outra fixada ao dente pilar.

ACESSÓRIOS DE BARRA

As articulações de barra permitem alguns movimentos entre a sobredentadura e o encaixe da barra. Podem ser subdivididas em articulações de barra de manga única e articulações de barra de manga múltipla. Barra

Os attachments consistem normalmente em duas partes: uma barra e uma espécie de cursor ou clip de retenção. A barra é fixada a duas ou mais coifas ou coroas suportadas por parafusos ou cavilhas e o clip de retenção à sobredentadura. Este sistema também permite a aplicação de férulas.

ACESSÓRIOS PARA PINOS

Os parafusos de fixação são classificados como:

1. **Dimensões verticais**

a) Mínimo

b) Máximo

2. **Tipo**

a) Conjugador

b) Desconjuntor

3. **Montagem**

a) Simples

b) Complexo

4. **Acções**

a) Resiliente

b) Não resilientes

5. **Tipo de resiliência**

a) Fechadura resistente

b) Vertical

c)   Horizontal

d)   Dobradiça

e)   Universal

6.   Componentes

a)   Intercambiáveis

b)   Substituíveis ou não substituíveis

7.   Ligas metálicas

a)   Stellite

b)   Porcelana fundida em metal

c)   Ouro

d)   Combinação de metais

e)   Aço e ouro

f)   Ouro e platina.

Os pinos de fixação têm sido utilizados maioritariamente como pilares de sobredentaduras. Muitos são fáceis de utilizar e possuem características de retenção favoráveis. Atualmente, têm sido aplicados em próteses sobre implantes e próteses de raiz.

O sucesso da prótese depende normalmente de um planeamento cuidadoso do tratamento. É difícil sublinhar a importância de uma avaliação correcta do espaço vertical, pelo que o molde de diagnóstico deve ser montado para visualizar o espaço entre as arcadas.

A utilização de acessórios pode proporcionar retenção, estabilidade e apoio adicionais às próteses sobrepostas.

TIPOS DE FIXAÇÃO DE PERNOS

1. Ancrofix
2.   Baer F.G .3. Punho de pressão Baer

4.   Biaggi

5.   Âncora Bona-Ball

6.   Âncora de boa-fé

7.   Âncora de cilindro de bona

8.   Ceka

9.   Botão Gerber

10. Introfix

11. Sistema de Rothermann

12. Bloco de parafusos Schubiger

13. Ginta

14. Quinlivan snapper

15. Âncora de raspa

16. Mini-B K

17. Sandri

18. Kurer Press Stud.

1.Ancrofix

O Ancrofix é um sistema de botão de pressão resiliente composto por quatro partes, uma base de solda, uma cabeça de retenção substituível, um invólucro com quatro lamelas que podem ser activadas e um anel de teflon para permitir que as lamelas funcionem em resina. A altura total é de 3,2 mm.

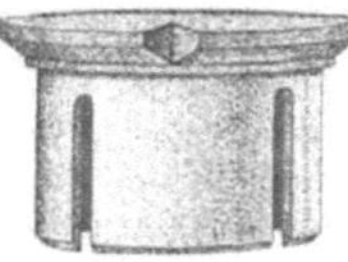
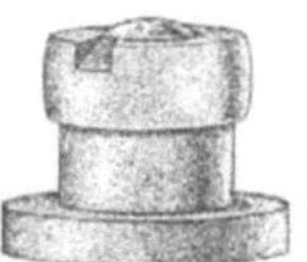

The Ancrofix attachment.

2.Baer F.G. (Friction Grip)

O Baer F.G. é um pequeno acessório com 2,2 mm de altura, tem um poste integral e uma base de soldadura. O invólucro tem duas lamelas horizontalmente opostas com um anel de cloreto de polivinilo (PVC) para assegurar o funcionamento, as lamelas proporcionam uma retenção ajustável do aperto por fricção.

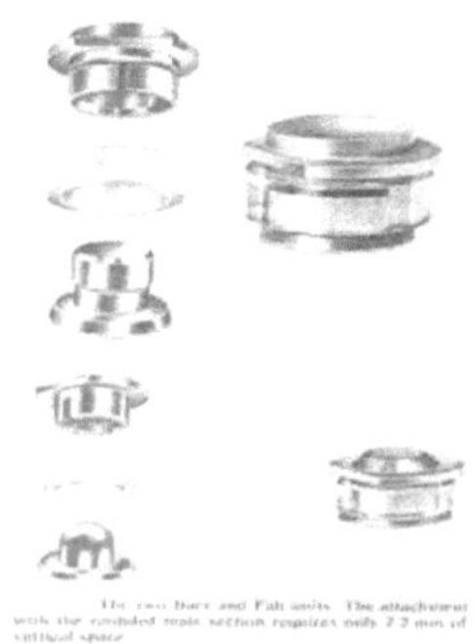

3.Baer Snap Grip

O punho de pressão Baer é igual ao Baer F.G., exceto que é mais alto (2,6 mm) e tem uma haste macho cilíndrica escalonada.

4. Biaggi

O acessório Biaggi é semelhante à série Baer. O componente macho é constituído por uma base de solda com uma bola de divisão ajustável. Existe um anel de espaçamento para a resiliência do tecido. O encaixe fêmea tem duas lamelas horizontais ajustáveis (anel de divisão) que se enroscam no encaixe fêmea. A altura total é de 3,4 mm.

O acessório é recomendado para a aplicação de próteses em todo o corpo quando o espaço o permite e proporciona rotação, resiliência vertical e fixação.

5. âncora Bona-Ball

É constituído por uma base soldada com uma esfera, um anel espaçador para a montagem e uma caixa regulável com quatro lamelas de mola assimétricas que asseguram a retenção. Um anel de PVC para assegurar a sua ação envolve as lamelas. A altura total do acessório é de 4 mm.

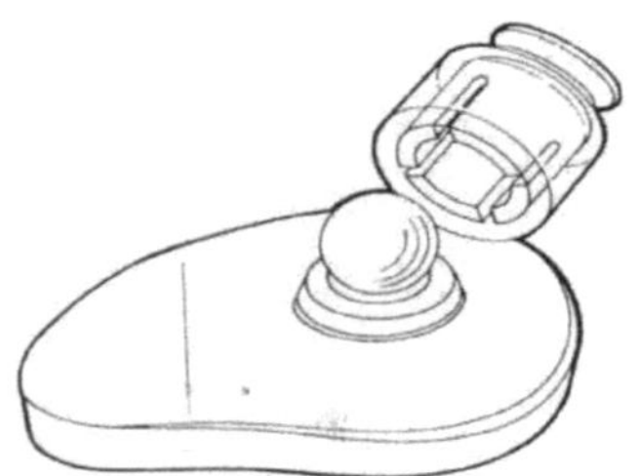

A âncora Bona Ball pode ser recomendada para próteses sobrepostas quando se pretende resistência à rotação e fixação.

6. âncora "Bona-Puffer

A âncora Bona-Puffer tem o mesmo desenho que a âncora Bona-Ball, exceto que a bola é plana na parte superior e o componente fêmea contém uma mola helicoidal de aço inoxidável que proporciona uma translação vertical de 0,8 mm. A altura total do acessório é de 5,2 mm.

7. âncora Bona-Cylinder

A âncora Bona-Cylinder tem um desenho semelhante ao da âncora Bona-Ball e é uma coroa telescópica em miniatura. O número de lamelas assimétricas é oito para proporcionar uma retenção mais suave mas mais precisa. A altura total é de 3,3 mm. Quando é utilizado um espaçador, a âncora Bona-Cylinder é alterada para a forma resiliente e a altura é aumentada para 3,7 mm.

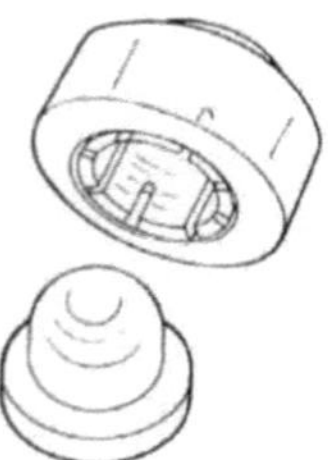

8.Ceka

O acessório Ceka é comercializado como um acessório universal de botão ou de barra. Como pino, consiste numa base de solda com um pino macho amovível, de forma cónica e com um topo arredondado com um diâmetro aumentado para retenção. O pino macho é esquartejado verticalmente nas secções flexíveis para encaixar o encaixe fêmea subdimensionado.

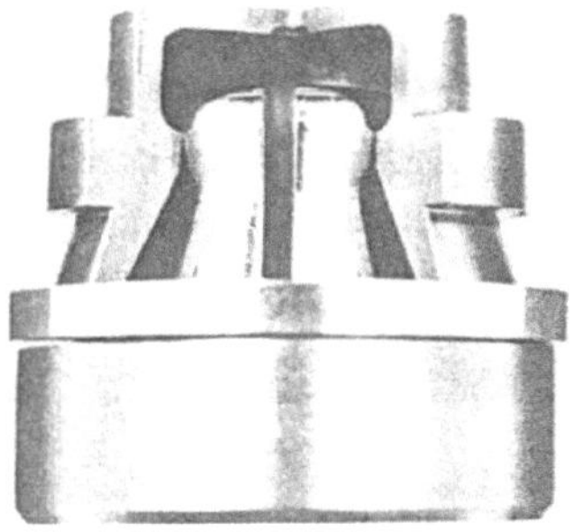

Modelo cortado da unidade de pinos resilientes da Ceka com a arruela no lugar.

Um espaçador de processamento permite que o acessório Ceka forneça movimento vertical e rotacional. Uma versão mais recente do pino Ceka com um poste macho mais volumoso proporciona uma fixação relativamente rígida. A altura total do acessório Ceka resiliente é de 4,1 mm e a altura total da nova Ceka sólida é de 3,65 mm.

A Ceka pode ser utilizada quando o espaço interoclusal é suficiente e quando se pretende um movimento vertical e horizontal.

9. botão Gerber

(Não resiliente e resiliente)

GERBER NÃO RESISTENTE

O sistema Gerber, também conhecido como cilindro Gerber, é composto por cinco partes.

- Uma base de soldadura

- Um posto masculino

- Uma mola de retenção

- Um anel de retenção

- Uma caixa em forma de tenda

A altura total é de 4 mm. A caixa está disponível em aço inoxidável 18/8 ou metal precioso, enquanto o perno e a base de solda são de uma liga especial de alta fusão. Esta base de solda pode ser utilizada com o Gerber resiliente e o sistema de bloco de parafusos da Schubiger. Este sistema permite o desenvolvimento de uma barra de parafuso para uma esplintagem máxima e um futuro salvamento sem reconstruir toda a estrutura de suporte da cavilha.

GERBER RESILIENTE

O Gerber resiliente, também conhecido como puffer, é um acessório verticalmente resiliente, com mola, composto por nove partes e com uma altura total de 4,7 mm. É um dos mais sofisticados dispositivos de fixação de pernos e um dos mais fáceis de utilizar.

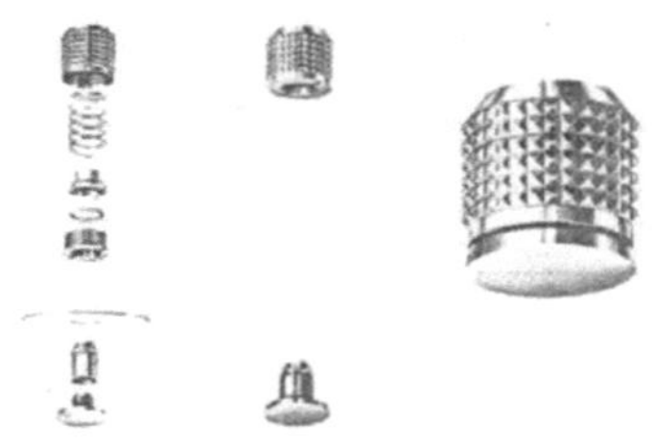

The resilient Gerber unit allows vertical play.
Two sizes of the attachment are produced.

10.Introfix

O Introfix é um acessório cilíndrico sólido que pode ser utilizado para pontes removíveis fixas, bem como para sobredentaduras. É composto por três partes.

1. Uma base de solda que é comum à âncora Ancrofix.
2. Um invólucro cilíndrico fêmea
3. Uma peça de fricção macho substituível e ajustável.

A coluna macho é dividida longitudinalmente para permitir o ajuste da retenção. As duas alturas disponíveis são 4,7 mm e 6 mm.

11 Sistema Rothermann

O sistema Rothermann é popular devido à sua baixa altura e montagem simples.

Rothermann Não resiliente

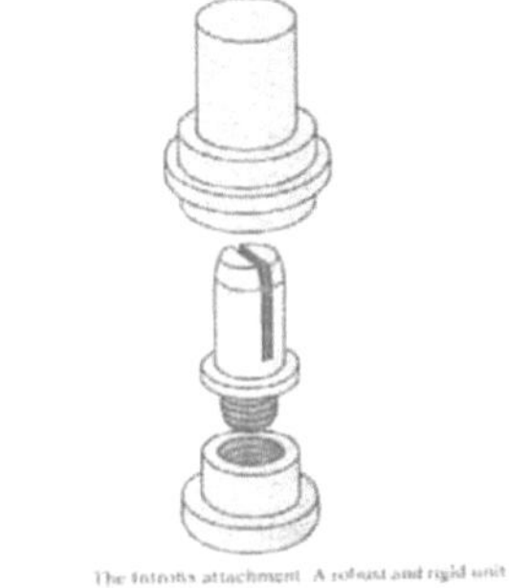

O acessório não resiliente Rothermann consiste em duas partes, um perno macho com um núcleo de solda para soldar à mão livre a um coping e um grampo fêmea que consiste numa viga de retenção perfurada com uma extensão de anel C dividido. Os acessórios não requerem mandris para alinhamentos e são económicos. A altura total é de 1,1 mm. O binário de aperto é absolutamente mínimo.

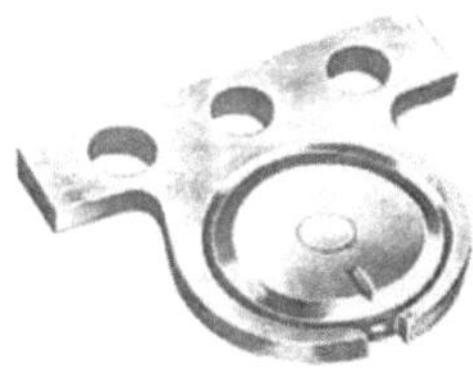

Rothermann Resiliente

É igual ao não resiliente, mas a altura total do macho e do perno é de 1,7 mm. Existem dois espaçadores para montagem, de modo a que o acessório possa permitir algum movimento vertical e rotacional suportado pelos tecidos. O acessório resiliente Rothermann é recomendado para overdentures quando o espaço é limitado, os dentes são divergentes e se pretende movimento vertical e rotacional para além da fixação.

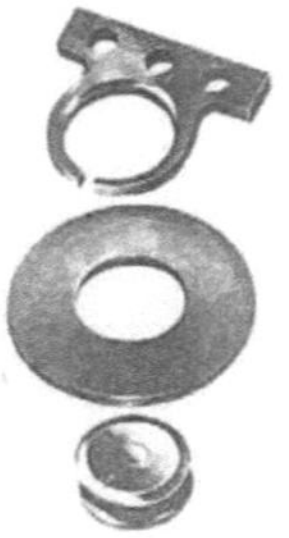

Não há binário nos dentes devido ao movimento.

12 .Schubiger Bloco de parafusos

Este sistema é composto por um bloco de parafusos curto para a fixação de barras, um bloco maior para pontes

fixas amovíveis e um sistema de núcleo de tampa individual. O Schubiger básico, que é utilizado para

overdentures, é composto por três partes, a base de solda comum ao sistema Gerber, uma manga em metal

cerâmico e uma porca de capa. A altura total é de 2,8 mm, o sistema é utilizado para conectar juntas de barras

e unidades de barras aos dentes de ancoragem e para servir de conexão para barras quando os dentes são

marcadamente divergentes.

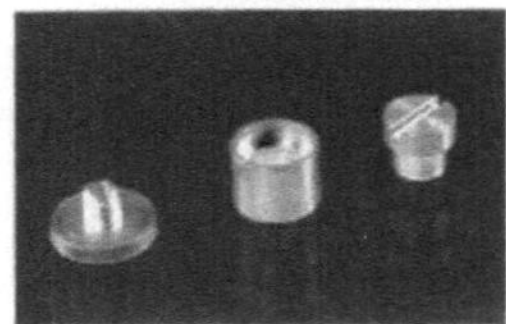

13 . Ginta

O acessório Ginta é semelhante ao sistema de ancoragem Zest, na medida em que uma manga metálica é

cimentada numa raiz tratada endodonticamente, com ou sem uma coifa fundida. A manga recebe uma mola

dupla longitudinal com uma curva de retenção. A mola é encaixada na resina da prótese e fixa a prótese à raiz.

Existe uma ligeira mobilidade horizontal e vertical com a Ginta. O comprimento total da bucha é de 7mm, o botão de retenção é de 2mm.

14 Quinlivan Carapau

O encaixe Quinlivan é um padrão de fundição de resina em forma de bola para o componente macho e uma tampa de resina pré-fabricada com um O-ring que se encaixa no pino macho em forma de bola. O padrão macho é incorporado na cera da coifa e fundido diretamente com a coifa e a cavilha.

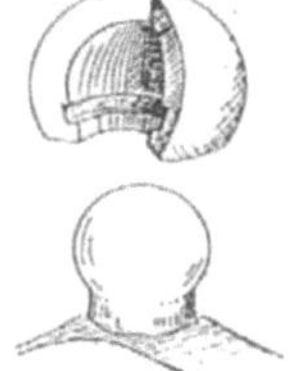

Quinlivan attachment illustrating the male ball and cutaway female housing showing groove for the rubber O ring.

A tampa de plástico é recolhida na boca com resina pela base da prótese completa. O O-ring proporciona a retenção e pode ser facilmente substituído. O desenho permite o movimento de rotação, mas com um binário mínimo para o dente. A altura total é de 3 mm. Este acessório é económico, proporciona uma boa retenção e é fácil de utilizar.

15 Âncora Zest

A âncora Zest consiste numa manga semelhante ao acessório Ginta e num poste macho de nylon com uma "cabeça esférica" que se assemelha a um "Gerber invertido". O sistema foi concebido para ser utilizado com ou sem cobertura. Como um acessório sem coifa, é perfurado um espaço para cavilha e a manga é cimentada à raiz clínica reduzida. O pilar macho pode ser processado em laboratório, mas normalmente trata-se de um procedimento de cadeira em que o pilar de nylon é colocado na manga e é apanhado na resina da prótese. A alavancagem e o torque no dente podem ser considerados zero.

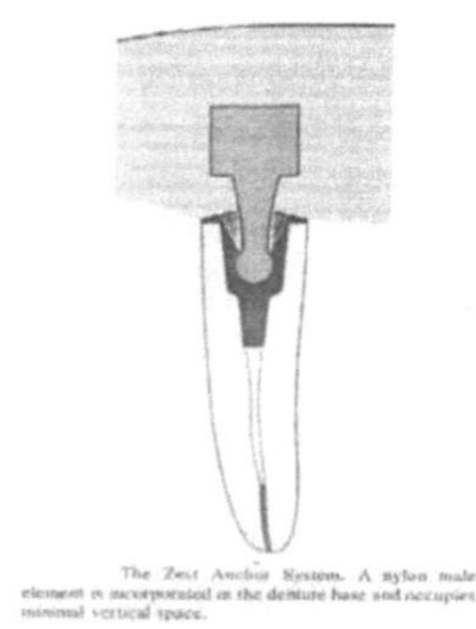

O comprimento total da manga é de 6 mm e pode ser reduzido para 3 mm. O comprimento total do poste de nylon com base de captação é de 5-7 mm, sendo 3 mm mais alto do que a superfície da raiz para a captação da resina. Os postes de nylon foram modificados para achatar a parte esférica nos seus lados para reduzir a resistência hidráulica à inserção que apresentava problemas com os desenhos anteriores.

17.Sandri

A fixação de pinos Sandri é a mais pequena âncora esférica de junta universal ajustável disponível. A caixa roscada em aço inoxidável tem 2,5 mm de altura e a altura total é de 2,8 mm. A retenção interna ajustável é controlada por um cilindro de retenção dividido em vez de uma mola C. O acessório Sandri é composto por um pino de base de solda roscado de metal precioso, um invólucro roscado de aço inoxidável e uma tampa que transporta o cilindro de anel dividido ajustável. Proporciona uma rosca de bloqueio positiva ao plástico, em comparação com a relação metal-PVC-anel-plástico comum a muitos outros acessórios de pernos. Uma caraterística única do Sandri é o poste de montagem roscado que coincide exatamente com a caixa roscada, proporcionando uma transferência posicional absoluta do acessório para a prótese.

18.Kurer Press Stud

Trata-se de um acessório único, o parafuso Kurer tem roscas em forma de S que reduzem a possível fratura do parafuso ou o aumento da tensão na raiz tratada endodonticamente. A cabeça tem uma forma semelhante à do pino macho Ancrofix.

A altura total é de 3,8 mm.

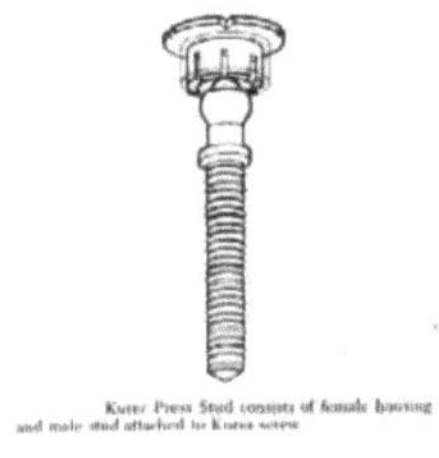

CAPÍTULO 7

<u>**ACESSÓRIOS DE BARRA**</u>

Os acessórios de barra dividem-se em dois grupos.

1. Unidades de barra.

2.   Juntas de barras.

Proporcionam fixação para a sobredentadura e esplintagem para os restantes dentes. As unidades de barra proporcionam uma fixação rígida para a sobredentadura, enquanto as articulações de barra permitem um certo grau de movimento rotacional ou de resiliência, ou ambos.

Unidades de bar

As unidades de barra são seleccionadas com base no espaço disponível, na forma e curvatura do rebordo e no tipo de defeito a ser substituído. As unidades de barra são ideais para a substituição de defeitos de tecido grosseiro, bem como para o suporte de uma prótese sobreposta.

As funções primárias das unidades de barra são a esplintagem e o transporte posicional do aparelho. A maioria das barras fabricadas em laboratório, como as barras Gaermy ou Steiger - Boitel, são consideradas unidades de barra.

A fixação habitual da barra une dois ou mais dentes. A maior parte das barras pré-fabricadas são feitas de uma liga de alta resistência, pelo que o tamanho não desempenha qualquer papel na seleção de casos de curta duração. O principal fator determinante na seleção do tamanho adequado da barra é o espaço disponível no caso específico para assegurar a rigidez da tala. É sempre desejável selecionar o maior tamanho possível para o espaço, sem afetar a relação vertical, a oclusão ou o contorno da prótese.

O efeito de esplintagem e a resistência da restauração também são controlados pelo número de pilares e pela sua localização, bem como pela dimensão da barra. Os casos de barras corretamente desenhados têm retenção, ajuste de retenção e desgaste na porção fêmea do acessório, reduzindo o desgaste da barra e a necessidade de uma barra de maior dimensão. A única razão convincente para utilizar uma barra de grande diâmetro é a necessidade de abranger uma área edêntula longa para que a barra possa resistir ao potencial de força.

Uma unidade de barra pode ser convertida para a função de uma unidade de barra, dobrando-a numa forma diferente da fornecida pelo fabricante. Tecnicamente, qualquer unidade de barra para dobrar, cortar ou soldar requer um recozimento seguido de um tratamento térmico de alinhamento e a resistência original da liga. O corte, a dobragem e a soldadura produzem uma barra mais fraca do que a dobragem isolada devido à diferente estrutura cristalina da junta de soldadura.

Unidades de bar disponíveis

1 Andrews Bar

A barra Andrews é constituída por uma série de barras de fricção austeníticas curvas de diferentes raios, com os correspondentes cavaleiros de retenção.

2 Unidade de bar Ceka

A unidade de barra Ceka padrão tem a mesma altura que a junta de barra Ceka de 4,5 mm e consiste em um ou mais pinos básicos Ceka incorporados em uma barra retangular. A Mini Ceka tem 3,1 mm e inclui unidades de retenção em acrílico.

A barra Ceka utiliza um pino Ceka de encaixe exato, que é uma flange cónica dividida com uma ponta esférica.

O pino pode ser separado da base, que é incorporada na prótese.

3 Unidade de barra Dolder

A unidade de barra Dolder tem um perfil de "janela de igreja" em contraste com a junta "em forma de ovo". É constituída por uma barra e pelo mesmo cavaleiro, mas possui uma malha de retenção para a junta. A unidade é rígida e está disponível num tamanho padrão de 4,65 mm de altura. Esta barra pode ser unida a dentes divergentes através do sistema Schubiger.

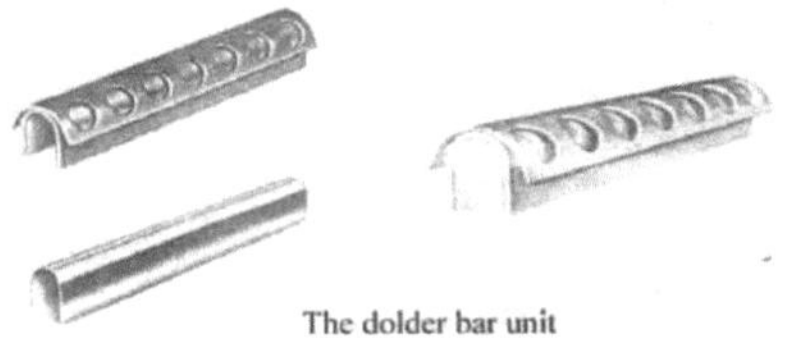

The dolder bar unit

JUNTAS DE BARRA

1. bar Ackermann

O sistema Ackermann é um acessório de barra e cavalete. Os riders são clipes que têm asas de retenção numa orientação linguofacial e medem 3,6 mm de comprimento.

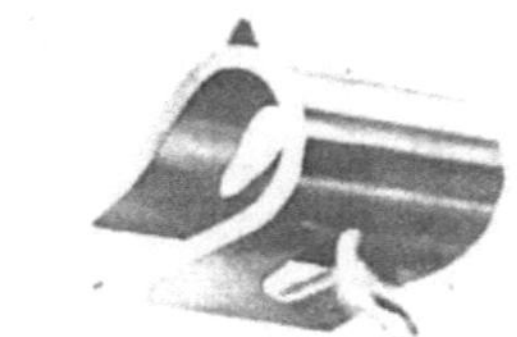

The sleeve of the Ackermann bar. Note the retention tags at right angles to the long axis of the bar.

O clip é utilizado em três tipos de bases.

a. Barra redonda - 1,8 mm

b. Barra oval - 1,5 por 2,5 mm

c. Barra em forma de ovo - 1,65mm por 2,5mm

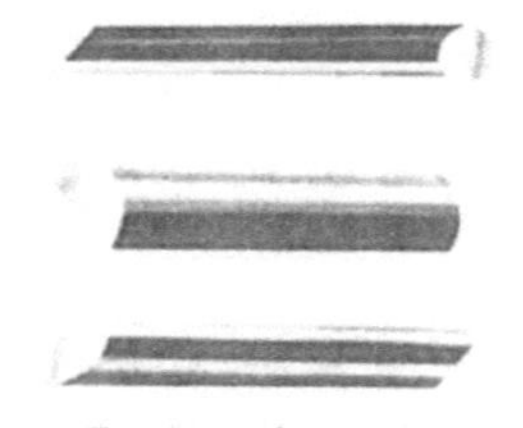

The Ackermann bar: top, circular section, middle, the spacer, and bottom, oval section.

A barra está disponível em vários comprimentos, sendo os mais comuns 5 mm, 10 mm e 15 mm. A barra redonda é a mais popular da série Ackerman, pois pode ser facilmente dobrada e adaptada às irregularidades do cume. Os passeios têm espaçadores de latão para processamento. Este sistema é popular para a fixação de juntas de barras e muitas vezes é incorporado com uma fixação de bloco de parafusos nos copings.

2.Baker Clip

O Baker Clip é um pequeno conetor de junta disponível em dois tamanhos, um para uma barra de calibre 12 e outro para uma barra de calibre 14. Ambas as secções têm 6 mm de comprimento e não têm asas de retenção. A retenção é obtida soldando um laço, dobrando as extremidades ou entalhando a superfície. O comprimento do clipe permite a divisão em duas unidades.

3 . C.M.Rider

A sua conceção é semelhante à do Ackermann. As asas de retenção encontram-se em ambas as extremidades na parte superior do cavaleiro. É fornecido em duas configurações: uma com flanges curtas e outra com flanges longas. A mais curta é a mais popular. Tem um calço de 0,5 mm para o fabrico da coluna, movimento vertical e uma barra de cavaleiro com um diâmetro de 1,9 mm. O cavalete tem 2,7 mm de altura e 2,6 mm de comprimento.

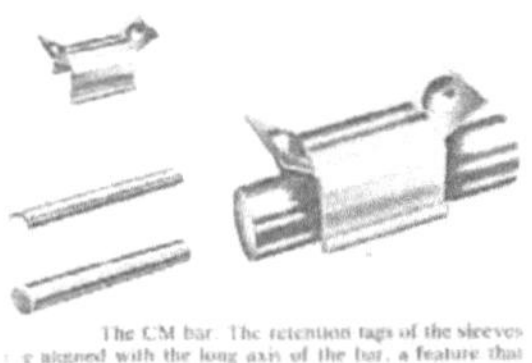

4 Ceka Bar Joint

A barra Ceka consiste em uma série de um ou mais elementos de retenção Ceka em uma configuração de barra retangular. A unidade de retenção Ceka consiste num pino macho de flange dividido substituível que é cónico longitudinalmente com uma cabeça em forma de bola. O pino é ajustável para retenção do tipo clip e é substituível na base de solda metálica que é incorporada na prótese. A altura total é de 4,5 mm e para a Mini Ceka é de 3,1 mm.

5 .Dolder Bar Joint

A junta de barra Dolder consiste em barras em forma de ovo de qualquer comprimento, um espaçador de latão para proporcionar resiliência e um canal de cavaleiro com uma flange de retenção integral. A junta é composta por duas configurações, um tamanho padrão de 4,65 mm de altura total e uma barra Micro Dolder com uma altura total de 3,6 mm.

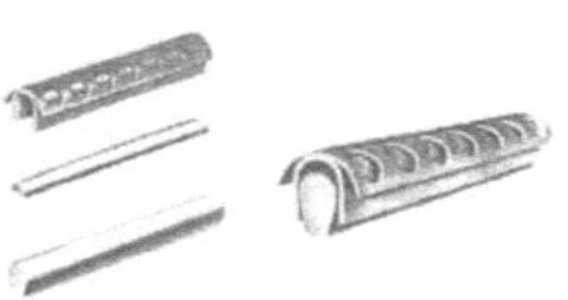

The components of the Dolder Bar Joint. Two sizes of this attachment are produced and each size is available in various lengths.

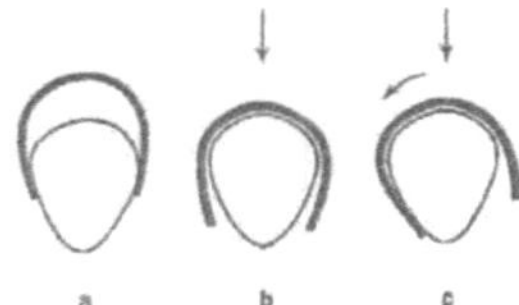

The original aim of the Dolder Bar Joint design was to allow a wide range of movements under load. (A) The sleeve at rest. (B) The sleeve subjected to vertical load. (C) The sleeve subjected to rotational forces.

Os canais de cavaleiro podem ser utilizados como fornecidos ou seccionados em clips mais pequenos. A malha de retenção na base de resina proporciona a melhor retenção de todos os clipes Dolder.

6 Junta da barra Hader

A junta de barra Hader é constituída por formas de plástico pré-fabricadas, secções de barra de plástico de 5 cm, em forma de buraco de fechadura, sendo a maior parte do volume constituído por clipes de processamento de secções de barra redonda de 1,9 mm, uma série de clipes de plástico resilientes com 5 mm de comprimento por 4 mm de altura e uma ferramenta de assentamento de cavaleiro.

As características únicas deste sistema são o facto de as bases poderem ser fundidas em qualquer liga de restauração ou liga não preciosa e de os próprios pacientes poderem efetuar a manutenção dos cavaleiros. É o menos dispendioso dos sistemas de articulação de barra e o torque nos dentes é reduzido. Estão agora disponíveis clips mais curtos com 5 mm de comprimento por 3 mm de altura.

A articulação de barra Hader pode ser recomendada para sobredentaduras devido à caraterística do padrão de barra de resina, bem como ao próprio cavalete. Os grampos de plástico permitem uma retenção mínima e servem como bons "grampos de treino" intermédios até que os grampos metálicos possam ser substituídos.

Acessórios auxiliares

Os acessórios auxiliares para sobredentaduras consistem nos vários tamanhos de parafusos que podem ser utilizados para reter barras ou uma coifa secundária que transporta barras e os conectores de lingueta, que são utilizados para fornecer ou aumentar a retenção de unidades de barra.

1. parafusos

Os parafusos têm a vantagem de proporcionar uma esplintagem de fixação de barra amovível através da utilização de coifa secundária nas raízes ou como método de colocação de barra em dentes divergentes.

2. ligações do pino

a.   Pressão -mática

Este é um conetor de lingueta disponível em dois comprimentos, 2,2 mm e 3 mm, e com duas configurações: cone flangeado ou cone liso. O diâmetro do presso-matic é de 2,6 mm. O presso-matic é composto por um invólucro, um êmbolo, uma almofada de nylon e um parafuso de bloqueio embutido. Estes conectores podem ser soldados ou fundidos na barra ou no cavaleiro.

b. Mini-Presso-matic

Trata-se de um conetor de lingueta utilizado para aumentar a retenção de uma unidade de barra. Tem apenas 1,7 mm de comprimento

e tem um diâmetro de 3,2 mm. É composto por um invólucro de liga metálica, um êmbolo de pino, uma mola de aço inoxidável e um parafuso embutido.

c. Ipso-Clip

O acessório é um conetor de lingueta que é utilizado para aumentar ou fornecer retenção para unidades de barra ou para os seus condutores.

É composto por dois modelos diferentes, consoante a manutenção do êmbolo seja efectuada pela parte de trás ou pelo lado do êmbolo. É composto por uma caixa cónica, um êmbolo de pino, uma mola de aço inoxidável e uma placa de parafuso.

O clip Ipso é fornecido tanto em ligas fundidas como em ligas para soldadura. As dimensões são de 2,5 mm por um diâmetro cónico de 2,4 a 2,9 mm.

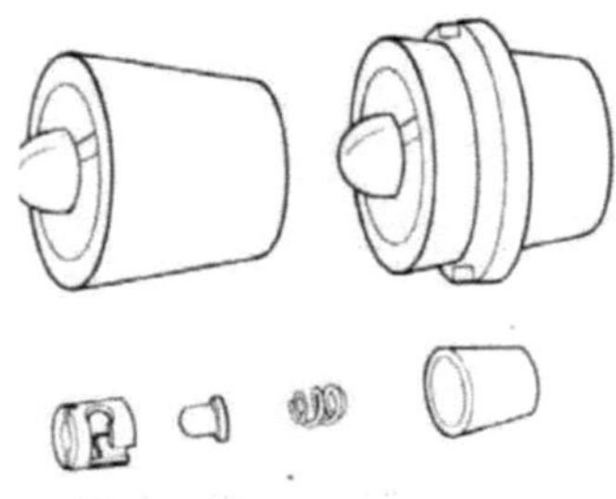

The ipso clip

CAPÍTULO 8

TIPOS DE SOBREDENTADURAS:

Classificação de Prieskel:

O tipo de sobredentadura depende principalmente do estado da dentição do paciente no início do tratamento.

Sobredentadura imediata

Uma sobredentadura imediata é construída para ser inserida imediatamente após a remoção de alguns dentes naturais.

Sobredentadura de transição

Uma sobredentadura de transição é obtida através da conversão de uma prótese parcial existente para o estado de sobredentadura.

Sobredentadura remota

Uma sobredentadura à distância é uma sobredentadura construída para ser inserida num momento posterior à remoção dos dentes naturais irremediáveis.

SOBREDENTADURAS IMEDIATAS

Definição:

De acordo com a GPT-8, uma sobredentadura imediata é uma sobredentadura construída para ser inserida imediatamente após a remoção dos dentes naturais. Pode ser utilizada como uma prótese provisória.

Vantagens:

1.	As sobredentaduras proporcionam um maior apoio e estabilidade proporcionados por dentes naturais retidos como pilares, preservam os rebordos residuais através da retenção de dentes naturais e uma reação favorável do paciente.

2.	Desconforto mínimo e interferência com a função.

3.	Quando é utilizada como prótese provisória, permite ao dentista uma ampla oportunidade de avaliar a resposta dos pilares e dos tecidos de suporte a uma sobredentadura e de observar o efeito dos procedimentos de higiene oral correctivos.

Desvantagens:

1.   Uma vez que as sobredentaduras imediatas são feitas de resinas de base de prótese convencionais, não são tão resistentes como as reforçadas com fundição de metal e são mais propensas a quebrar.

<u>SOBREDENTADURAS DE TRANSIÇÃO</u>

Definição:

De acordo com a GPT-8, uma prótese provisória, também conhecida como prótese provisória, é feita a partir de uma prótese parcial removível existente, podendo também ser utilizados os dentes do próprio doente ou dentes de reserva. O objetivo deste procedimento é fazer o máximo pelo paciente com o mínimo de trauma para todos os envolvidos: paciente, dentista e técnico

Vantagens:

2.   A conversão de uma prótese existente numa sobredentadura é menos dispendiosa do que a construção de uma nova sobredentadura convencional.

3. A experiência anterior do paciente com a prótese parcial permite geralmente uma transição suave para o estado de sobredentadura e uma interferência mínima com a função e a aparência.

Desvantagens:

1.A extensão das margens, a estética, a oclusão, o apoio e a estabilidade da prótese parcial removível são muitas vezes insuficientes, sobretudo após muitos anos de utilização, e dificultam uma conversão satisfatória.

2) A resina autopolimerizável utilizada dá origem a uma sobredentadura mais fraca e mais suscetível de quebrar. Trata-se de uma sobredentadura provisória ou provisória que deverá ser substituída após um período de transição adequado.

Cuidados pós-inserção:

A maioria dos doentes sente uma dificuldade mínima após a inserção. São fornecidas instruções de higiene oral e é agendada uma série de visitas pós-inserção. Normalmente, a sobredentadura provisória é substituída por uma sobredentadura mais definitiva após 8 meses a um ano.

<u>SOBREDENTADURAS REMOTAS</u>

Definição:

De acordo com a GPT-8, uma sobredentadura remota é uma sobredentadura que não é transitória ou imediata.

É normalmente construída para ser inserida numa altura remota após a remoção dos dentes naturais sem esperança. As sobredentaduras remotas são colocadas sobre rebordos residuais bem cicatrizados, normalmente após um período de experiência satisfatória com uma sobredentadura provisória.

As sobredentaduras remotas podem ser construídas inteiramente em resina, ou podem ser utilizadas bases metálicas para reforçar a prótese.

Vantagens:

1. A prótese reforçada é menos suscetível de se partir.

2. As sobredentaduras de base metálica são mais rígidas e resistem às alterações dimensionais associadas à polimerização das resinas da base da prótese e às forças mastigatórias.

3. Os tecidos da base da dentadura respondem mais favoravelmente às bases metálicas. Isto pode dever-se à limpeza da base metálica.

4. A base metálica é excelente para os procedimentos de registo da relação dos maxilares. Estabilizadas e apoiadas eficazmente por pilares, as bases metálicas permitem registos precisos da relação da mandíbula.

Desvantagens:

1. Os procedimentos clínicos e laboratoriais adicionais aumentam o tempo e o custo do tratamento.

2. O reembasamento é mais difícil com uma sobredentadura com base metálica do que com resina.

3. A cicatrização adequada das cristas residuais antes da construção da base metálica adia significativamente a necessidade de um novo revestimento.

4. Uma vez que as bases metálicas ocupam espaço, as peças fundidas excessivamente espessas interferem com o posicionamento dos dentes da prótese e dão um mau efeito estético.

Indicações:

1. As sobredentaduras com base metálica, sendo próteses mais definitivas, são indicadas para pacientes que respondem a uma sobredentadura provisória durante um período mínimo de 8 a 12 meses.

2. Pacientes motivados e com boas práticas de higiene oral.

3. Pacientes que partem repetidamente próteses provisórias de resina.

Contra-indicações:

1. A má higiene oral e a falta de motivação são as principais contra-indicações

SOBREDENTADURA PARCIAL AMOVÍVEL

Uma sobredentadura parcial removível superior pode ser feita para muitos pacientes, reduzindo alguns dos dentes remanescentes coronalmente para que a prótese possa ser fabricada sobre eles.

Vantagens:

2. A relação raiz-coroa é melhorada.

3. Os dentes que são móveis e têm um suporte ósseo mínimo podem ser retidos indefinidamente.

4. Os procedimentos endodônticos nem sempre são necessários

5. Na presença de envolvimento da furca, recomenda-se a hemi-secção e a retenção de uma ou duas raízes, mantendo um tecido duro para suporte vertical.

6. Geralmente, o esquema oclusal com esta abordagem não só é superior a um com coroas e onlays, como também é menos dispendioso.

7. Também é possível desenvolver uma estética mais agradável do que com métodos alternativos de tratamento.

Sobredentadura unilateral

A perda de alguns dentes num quadrante da boca, quando acompanhada por uma extensa

perda óssea e de tecidos moles, torna extremamente difícil restaurar

adequadamente a

função e a estética

. Nestes casos, pode ser considerada uma sobredentadura unilateral.

SOBREDENTADURAS IMPLANTO-SUPORTADAS

O tratamento de doentes completamente desdentados pode ser muitas vezes difícil tanto para o doente como para o dentista. Devido a deficiências anatómicas ou psicológicas, muitos pacientes têm problemas de retenção e estabilidade com as próteses completas. A introdução de implantes osseointegrados oferece ao doente e ao dentista outra opção na gestão do estado desdentado.

As próteses que são suportadas por implantes e que podem ser removidas pelo doente são designadas por sobredentaduras suportadas por implantes.

A prótese de sobredentadura é selecionada mais frequentemente pela facilidade de higiene oral ou por razões económicas. É uma prótese que suporta a mucosa, necessitando assim de uma área de suporte razoável sobre a qual se podem distribuir amplamente as forças oclusais.

Os implantes podem ser independentes com retentores individuais ou ser unidos com uma tala de barra para encorajar uma distribuição mais uniforme da tensão sobre os implantes.

Foi obtido mais sucesso com as sobredentaduras implanto-suportadas na mandíbula do que na maxila.

<u>Vantagens:</u>

1) As sobredentaduras tradicionais dependem da condição dos dentes naturais remanescentes que são suficientemente saudáveis para suportar a prótese. A localização destes dentes é muito variável e estão frequentemente comprometidos por doenças periodontais anteriores. Para uma sobredentadura suportada por implantes, os implantes podem ser colocados em locais específicos planeados e os pilares dos implantes da sobredentadura são saudáveis, rígidos e proporcionam uma excelente sistema de apoio.

2) A reabsorção óssea do rebordo residual é mínima com a colocação de implantes. Após a extração dos dentes mandibulares, há uma perda óssea vertical média de 4 mm durante o primeiro ano. O osso sob uma sobredentadura pode perder apenas 0,6 mm de osso vertical durante um período de 5 anos e a reabsorção a longo prazo pode manter-se nos 0,1 mm por ano.

3) Uma sobredentadura proporciona um maior apoio aos lábios e aos tecidos moles da face do que uma prótese fixa.

4) Uma prótese mandibular pode deslocar-se 10 mm durante o funcionamento. Nestas condições, o contacto oclusal concebido e o controlo das forças mastigatórias são quase impossíveis. Uma sobredentadura de implante proporciona estabilidade à prótese e o paciente é capaz de reproduzir consistentemente uma determinada oclusão cêntrica. Uma sobredentadura de implante pode limitar os movimentos laterais e a força é direccionada mais longitudinalmente.

5) A eficiência da mastigação com uma sobredentadura é melhorada em 20% em comparação com uma prótese completa. A força oclusal máxima de um paciente com prótese pode melhorar 300% com uma

prótese implanto-suportada.

6) A estabilidade de uma sobredentadura é melhor do que a de uma prótese tradicional.

7) A prótese mandibular desloca-se frequentemente durante os movimentos mandibulares e a fala. A contração dos músculos mentais, bucinadores e/ou milohióideos pode levantar a prótese do tecido mole. Como consequência, os dentes podem tocar durante a fala e provocar ruídos de estalido. A sobredentadura retentiva mantém-se no lugar durante o movimento mandibular. A língua e a musculatura perioral podem retomar uma posição mais normal porque não são obrigadas a limitar o movimento da prótese.

8) A sobredentadura de implante pode reduzir a quantidade de cobertura de tecido mole e a extensão da prótese. Isto é especialmente importante para os utilizadores de próteses novas ou para aqueles que têm baixos limiares de engasgamento. Além disso, a existência de um rebordo labial pode resultar em contornos faciais exagerados para o doente com extracções recentes. A prótese sobre implantes não requer extensões ou cobertura de tecidos moles.

9) A hemimandibulectomia e outros defeitos maxilofaciais podem ser reabilitados com uma sobredentadura de implante.

10) A sobredentadura com implantes oferece muitas vantagens práticas em relação à prótese parcial fixa completa: são necessários menos implantes porque as áreas de tecido mole podem fornecer suporte adicional. As regiões de osso inadequado para a colocação de implantes podem, portanto, ser eliminadas do plano de tratamento do pilar, em vez de necessitarem de enxertos ósseos ou implantes com pior prognóstico.

11) As condições de higiene e os procedimentos de manutenção em casa são melhores com uma sobredentadura do que com uma prótese fixa. A manutenção profissional também é melhorada. A sondagem peri-implantar é diagnóstica porque não existe uma coroa no pilar, o que impede o acesso em linha reta à crista do osso. A sobredentadura pode ser estendida sobre os pilares para evitar o aprisionamento de alimentos durante a função. Não existe comprometimento da fala porque a prótese pode estender-se até aos tecidos moles do maxilar.

12) Uma sobredentadura pode ser removida ao deitar para reduzir o efeito da parafunção nocturna e o aumento da tensão no sistema de suporte do implante. Pode proporcionar um alívio da tensão entre a

superestrutura e a prótese e o tecido mole pode partilhar uma parte da carga oclusal. A prótese é normalmente mais fácil de reparar do que uma restauração fixa.

13) As consultas de restauração mais curtas reduzem as despesas de laboratório e o número de implantes; permitem a restauração de um paciente a custos reduzidos em comparação com uma prótese fixa.

Indicações

As principais indicações para uma sobredentadura mandibular estão relacionadas com a falta de retenção ou estabilidade, função, fala, sensibilidade dos tecidos e abrasões dos tecidos moles. Se um doente edêntulo estiver disposto a permanecer com uma prótese amovível, recomenda-se a colocação de uma sobredentadura em vez de uma restauração fixa.

Desvantagens

A principal desvantagem de uma sobredentadura está relacionada com o desejo do doente. Alguns pacientes querem implantes porque não querem poder remover a prótese. Uma sobredentadura não satisfaria a necessidade psicológica destes pacientes de sentirem que a prótese é uma parte do seu corpo. Em raras ocasiões, a falta de espaço inter-arcos torna um sistema de sobredentadura mais difícil de fabricar do que uma prótese fixa de porcelana para metal.

CAPÍTULO 9

SOBREDENTADURA COM IMPLANTES

A maior altura de osso disponível está localizada na mandíbula anterior, entre os forames mentais ou as alças anteriores do canal mandibular, quando presentes. Esta região apresenta normalmente a densidade óssea ideal para o suporte do implante.

O osso disponível é dividido em cinco colunas iguais de osso que servem como potenciais locais de implante, como A, B, C, D, E, começando pela direita do doente,

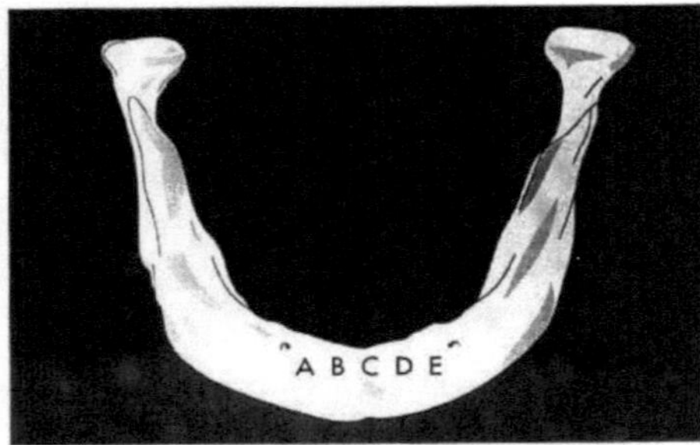

Five columns of bone (positions A through E) are planned for mandibular overdentures, and treatment plans use two to five of these positions.

CLASSIFICAÇÃO DO MOVIMENTO DE SOBREDENTADURA

Podem ser utilizados muitos tipos de encaixes de precisão em próteses sobre implantes. Vários autores sugeriram a amplitude de movimento dos encaixes. O movimento pode ocorrer em uma a seis direcções: oclusal, gengival, facial, lingual, mesial e/ou distal.

No entanto, o movimento real da sobredentadura pode ser completamente diferente dos encaixes quando independentes. Além disso, o movimento da prótese pode variar de uma a seis direcções, apesar de ser utilizado o mesmo tipo de encaixe.

Carl E Misch classificou o movimento da sobredentadura do implante em seis direcções ou gama de movimentos, em vez da direção de fixação.

Movimento da prótese em rotulado como (P.M.)

1)   Prótese P.M.-0

Independentemente da fixação utilizada, se a prótese for rígida enquanto estiver no local, mas puder ser removida, por exemplo, o O-ring tem uma amplitude de movimento de seis direcções diferentes, mas quando colocado numa barra de arco completo em quatro locais diferentes e a prótese assenta na barra da superestrutura.

2)   P.M.-2 Prótese

O movimento de uma prótese tipo dobradiça permite uma ação em dois planos.

Por exemplo, a barra e o clipe de Hader é um acessório de tipo 2. Quando este sistema é colocado perpendicularmente ao eixo de rotação da prótese, o P.M. também estará em dois planos.

No entanto, se a barra Hader estiver num ângulo ou paralela à direção de rotação, a prótese é rígida.

3)   P.M-3 Prótese

Um acessório que permite um movimento vertical e um movimento de charneira é um sistema de tipo 3.

Por exemplo, barra Dolder e clipe colocados perpendicularmente à direção de rotação da prótese para um movimento P.M.-3.

4)   P.M.-4 Prótese

A restauração raramente está disponível para um sistema de sobredentadura.

5)   Prótese P.M.-5

Permite uma amplitude de movimento em cinco direcções: oclusal, mesial, distal, facial e lingual.

Por exemplo, um íman é o sistema de fixação de implantes mais comum, ilustrando um movimento em cinco direcções.

6) Prótese P.M.-6

Tem uma gama universal de movimentos da prótese.

Por exemplo, um O-ring ou um acessório E R A corresponde a seis direcções de movimento.

Mandibular Overdenture Treatment Options

OPTION	DESCRIPTION		
OD-1	Implants in the B and D positions, independent of each other		Ideal anterior and posterior ridg Ideal denture Cost is a major factor Retention only PM-6
OD-2	Implants in the B and D positions, joined rigidly by a bar		Ideal posterior ridge form Ideal denture Cost is a major factor Retention and minor stability PM-3 to PM-6
OD-3			
1	Implants in the A, C, and E positions, rigidly joined by a bar if posterior ridge form is good		Ideal posterior ridge form Ideal denture Retention and moderate stability PM-2 to PM-6 (two-legged chair)
2	Implants in the B, C, and D positions, joined by a rigid bar when posterior ridge form is poor		Division C-h anterior bone volum Poor posterior ridge form Retention and minor stability PM-3 to PM-6
OD-4	Implants in A, B, D, and E positions, rigidly joined by a bar cantilevered distally about 10 mm		Patient desires greater retention, m stability, and support PM-2 to PM-6 (three-legged chair)
OD-5	Implants in the A, B, C, D, and E positions, rigidly joined by a bar cantilevered distally about 15 mm		Patient has high demands or desires Retention, stability, and support PM-0 (four-legged chair)

Opções de tratamento de sobredentadura

As opções de tratamento para as próteses sobredentárias mandibulares variam desde uma prótese com suporte de tecidos moles e retenção de implantes (R.P.-5) até uma prótese totalmente suportada por implantes (R.P.-4) com retenção rígida.

Opção de Sobredentadura Um (OD-1)

Raramente é indicado para próteses sobrepostas mandibulares. Os desejos dos pacientes são mínimos; a condição anatómica da mandíbula é boa a excelente para a retenção e estabilidade da prótese convencional. A forma da crista posterior é em U e a estabilidade lateral é boa a excelente para a prótese.

O problema associado à prótese existente relaciona-se apenas com a quantidade de retenção. O compromisso financeiro do paciente é baixo. Nestas condições, podem ser colocados dois implantes na posição

A e E.

Os implantes são independentes, o tipo de fixação mais comum utilizado na OD-1 é um O-ring ou um design de "engate de reboque de bola" e o movimento da prótese deve ser o mais prático possível. O movimento da prótese deve ser o mais prático possível (PM-6).

<u>Vantagem:</u>

1. A principal vantagem do OD-1 é o seu baixo custo.

2.   A restauração existente pode frequentemente ser adaptada com um reembasamento à volta dos implantes e dos locais dos pilares de fixação.

<u>Desvantagens:</u>

1. Fraco suporte dos implantes quando comparado com outras opções devido à natureza independente dos implantes.

Os implantes são colocados nas posições A e E, o que resulta numa forma de arco curvo anterior aos locais dos implantes. A distância entre estes implantes representa aproximadamente um intervalo de seis dentes. A flexibilidade da superestrutura está relacionada com o comprimento e o aumento da quantidade de forças pode resultar em perda óssea, mobilidade do implante e possível fratura de um componente do implante.

O problema da união dos implantes A e E é a posição da superestrutura. Se a barra for reta e não dobrada para seguir a arcada, ocupa uma posição lingual em relação à arcada.

Um achado anatómico comum na mandíbula completamente edêntula é uma maior altura óssea vertical na linha média, que diminui gradualmente para distal. Como resultado, os implantes colocados nas posições A e E são frequentemente mais curtos do que os implantes colocados nas posições B e D. A área de superfície dos implantes é reduzida e os implantes mais curtos não conseguem resistir ao momento de força tão bem como os implantes mais compridos.

Uma vez que os implantes nas posições A e E são distais à curvatura anterior da mandíbula, é proporcionada uma maior estabilidade lateral à prótese. Isto pode resultar em menos graus de liberdade na restauração e num aumento das forças laterais sobre os implantes.

Existem muitas desvantagens e a colocação de dois implantes na posição A, E é fortemente desaconselhada. Se for tentada, a forma anatómica do rebordo deve ser boa a excelente e a sobredentadura deve ter um excelente suporte e retenção, independentemente dos implantes. **<u>Opção de Sobredentadura Dois</u>**

(OD-2)

A segunda opção de tratamento (OD-2) é selecionada apenas ocasionalmente.

As condições anatómicas do doente para uma prótese tradicional são boas a excelentes. A forma do rebordo posterior é uma forma de "U" invertido e a estabilidade lateral é boa a excelente.

As queixas do doente são mínimas e relacionam-se principalmente com a retenção. O paciente necessita de uma nova prótese e está disposto a investir mais tempo e dinheiro.

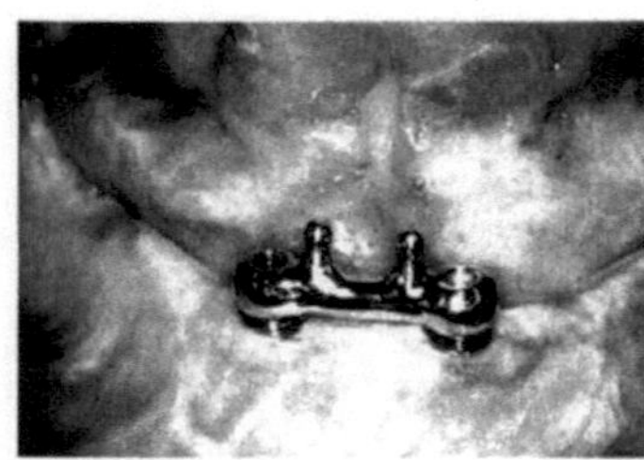

Implants in B and D positions (OD-2) may be splinted together. This reduces implant reaction forces and provides less stress to the implant at the crest of the bone.

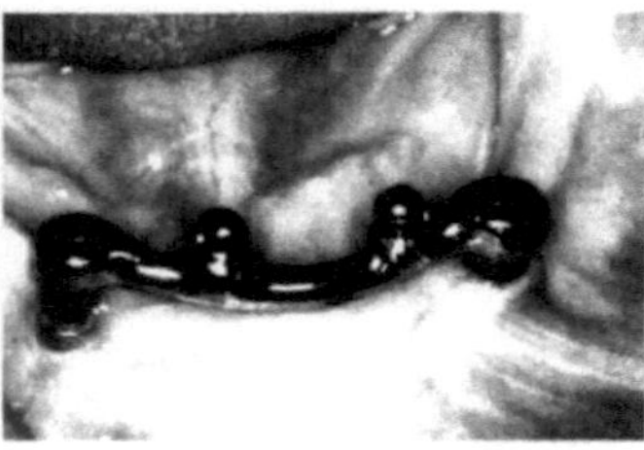

Implants in A and E positions splinted with a bar cause considerable force and flexure on implants. Screw loosening is more common (right implant), which caused bone loss on the left implant and ultimately fractured the abutment.

Os implantes são posicionados nas localizações B e D e unidos com uma superestrutura sem qualquer cantilever distal. A prótese deve ter uma amplitude de movimento PM-3 ou superior. A barra é frequentemente ligada no aspeto facial de cada coping de implante. Desta forma, o rebordo lingual da prótese mantém-se dentro do contorno de uma prótese tradicional.

Opção de Sobredentadura Três (OD-3)

Na terceira opção para uma sobredentadura mandibular, são colocados três implantes em forma de raiz. Uma superestrutura liga os implantes, mas não é colocada em cantilever para a distal.

Este é o tratamento habitual para um paciente com complicações menores, preocupado principalmente com a retenção e a estabilidade anterior.

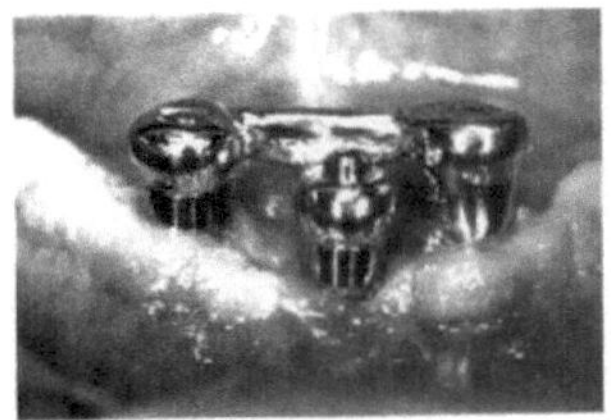

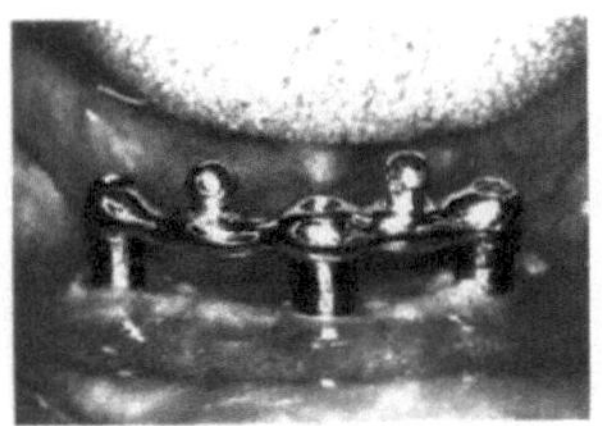

Se a forma posterior for boa, os implantes são colocados nas áreas A, C e E. Se a posição posterior for má, os implantes são colocados na região B, C e D. A fraca estabilidade lateral coloca uma força adicional sobre os implantes anteriores. Por conseguinte, se o doente com uma má forma do rebordo necessitar de mais estabilidade, são indicados mais de três implantes. O movimento da prótese pode ser ligeiramente mais favorável na opção A, C e E e a amplitude de movimento PM-2 a 6 é razoável.

Vantagens:

O implante C adicional proporciona uma redução de seis vezes na flexão da superestrutura e limita as consequências da retenção e da estabilidade. O afrouxamento dos parafusos é menos frequente, porque três parafusos de coping retêm a superestrutura.

As forças de reação do implante são reduzidas com um terceiro implante em comparação com dois implantes. A maior área de superfície do implante em relação ao osso permite uma melhor distribuição das forças. Três locais permucosos distribuem as tensões de forma mais eficiente e minimizam a perda de crista óssea.

O momento de força máximo é duas vezes mais reduzido com um sistema de três implantes do que com dois implantes nas regiões A e E. O momento de força pode ser reduzido ainda mais quando o implante C é mais comprido do que os implantes A e E.

O implante C na região anterior fornece suporte vertical no arco anterior e a rotação da prótese é limitada em comparação com OD-1 e OD-2. Quanto maior for a distância anteroposterior dos implantes A, E e C, maior será a estabilidade do sistema.

A prótese não deve ser fixada ou entrar em contacto com os ângulos formados pela superestrutura. Isto resultaria num sistema demasiado rígido. Se for concebido um clip de fixação para a prótese, a barra pode ligar a face das coifas dos implantes A e E à lingual da coifa C. Como resultado, pode ser fabricada uma barra reta perpendicular à trajetória de rotação.

Um movimento de prótese PM-2 ou superior pode ser suportado com três implantes anteriores. Não deve ser projetado nenhum cantilever dentro deste sistema. Os implantes colocados nas regiões B, C, D são indicados com uma forma de crista posterior deficiente. O aumento do movimento horizontal da restauração resulta numa maior força lateral sobre os implantes. À medida que as regiões A e E são eliminadas, há mais liberdade de restauração e menos stress para os implantes. O movimento da prótese deve ser PM-3 ou superior para reduzir a tensão sobre os implantes B, C e D.

Opção de Sobredentadura Quatro (OD-4)

Para OD-4, são colocados quatro implantes nas posições A, B, D e E. Estes implantes fornecem suporte suficiente para que a superestrutura possa ser colocada em cantilever a partir dos implantes distais, aproximadamente 10 mm de cada lado. A superestrutura em cantilever faz primeiro a presença com 4 implantes por duas razões. A primeira está relacionada com o aumento do suporte do implante, em comparação com OD-1 a OD-3. A segunda está relacionada com o sistema de retenção adicional da superestrutura, que limita o risco de afrouxamento do parafuso e complicações relacionadas

O OD-4 é indicado para pacientes com anatomia posterior deficiente, que provoca falta de retenção e estabilidade, abrasões dos tecidos moles e dificuldade na fala. As queixas e desejos do paciente edêntulo são mais exigentes do que as opções de tratamento anteriores.

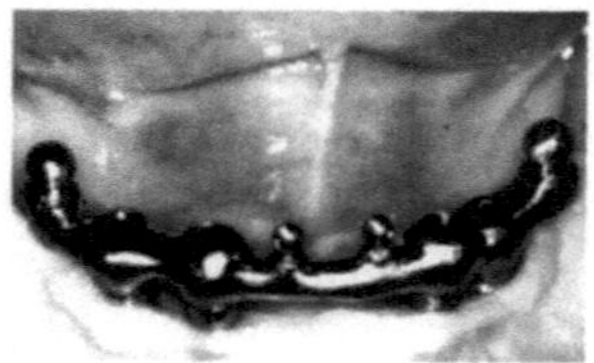

Implants inserted in A, B, D, and E positions (OD-4) permit a cantilever in the superstructure bar. Length of the cantilever is related to arch form, implant length, opposing arch density of bone, parafunction, and so on. Average distance of the cantilever is <10 mm, and prosthesis is RP-5.

A prótese pode ter mais estabilidade e uma amplitude de movimento PM-2 é mais comum. As fixações são frequentemente colocadas nos cantilevers distais e na linha média. A prótese é uma RP-5, mas tem menos suporte de tecido mole. O doente beneficia dos quatro implantes porque existe um maior apoio vertical e estabilidade lateral. A prótese carrega o tecido mole apenas sobre as regiões do segundo molar e da almofada retromolar.

A quantidade de cantilever está relacionada com a distância anteroposterior do centro dos implantes mais anteriores até à porção distal do cantilever dos implantes A e E. A forma da arcada afecta grandemente esta distância.

Opção de sobredentadura cinco (OD-5)

A sobredentadura de implante mandibular (OD-5) foi concebida para pacientes com problemas moderados a graves relacionados com uma restauração tradicional. As necessidades e desejos do paciente são frequentemente mais exigentes. Estas podem incluir a limitação do volume ou da quantidade da prótese, preocupações importantes relativamente à função ou estabilidade, pontos sensíveis e incapacidade de usar uma prótese mandibular.

No OD-5, são colocados cinco implantes nas posições A, B, C, D e E. A superestrutura está em cantilever distal aproximadamente 15 mm, o que a coloca na área do primeiro molar, com dentes ou cobertura de tecido mole. A restauração é RP-4 completamente suportada por implantes.

A superestrutura pode ser colocada em cantilever numa média de 15 mm por três razões. O implante C adicional aumenta a área de superfície óssea do sistema e o implante adicional acrescenta outro elemento de retenção.

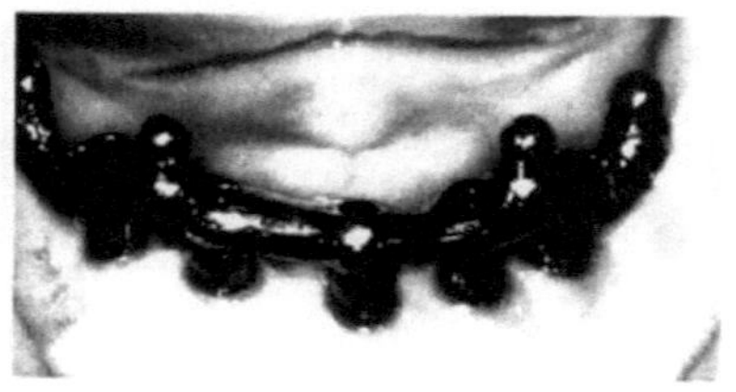

Cinco implantes também permitem que a superestrutura e a prótese sejam projectadas para a frente a partir do rebordo anterior. Este facto é particularmente benéfico para os pacientes da classe II de Angle Skeletal. Os dentes maxilares suportam o lábio inferior quando o maxilar está em repouso. No tratamento de doentes de classe II, a necessidade de cantilever distal é reduzida, uma vez que a colocação dos dentes é mais avançada.

CAPÍTULO 10

INSTRUÇÕES E COMPLICAÇÕES PÓS-INSERÇÃO

A gestão pós-inserção do paciente com sobredentadura requer um elevado grau de competência em termos de comunicação e motivação. Infelizmente, os aparelhos amovíveis podem ser parcial ou totalmente rejeitados. Se as razões para a rejeição forem biomecânicas, como um erro nas relações dos maxilares, na forma da arcada ou no plano oclusal, os problemas são fáceis de corrigir. Problemas psicológicos profundamente enraizados podem ser a razão pela qual as sobredentaduras não são utilizadas ou pela qual os cuidados em casa e no consultório são descurados. Podem ser necessários profissionais em comportamento humano para consulta ou tratamento. Um dentista compreensivo pode muitas vezes resolver estas dificuldades.

É geralmente aceite que a maioria dos pacientes pode reter os seus dentes com cuidados profissionais e caseiros regulares. O paciente com sobredentadura normalmente falhou em ambas as áreas e enfrenta o dilema de ser quase desdentado. Poder-se-ia imaginar que esta situação infeliz iria fazer com que o paciente iniciasse um regime de higiene oral ideal. Assim, um dos maiores desafios do tratamento da sobredentadura é motivar o doente para uma boa higiene em casa e para visitas regulares ao consultório. Alguns, receosos de perder os dentes que lhes restam, colaborarão, outros responderão a um aconselhamento sincero e intensivo, outros não colaborarão de forma alguma. Estes pacientes devem ser identificados e tratados em conformidade

INSTRUÇÕES DE HIGIENE ORAL

O doente com prótese sobredentária deve necessitar de instruções claras e concisas. É muito importante recomendar procedimentos que serão realmente executados, por exemplo: não faria sentido recomendar o uso de fio dentário se o doente só tiver uma mão. Todos os doentes devem receber instruções gerais sobre como cuidar das suas próteses e tecidos orais. Uma vez que os conselhos dados no consultório são rapidamente esquecidos, os formulários de instruções escritas são os melhores. Os doentes não devem utilizar uma escova de dentadura rígida, porque pode ser demasiado abrasiva e um doente enérgico pode desgastar a prótese. Recomenda-se uma escova periodontal macia com cerdas flexíveis de ponta redonda. Um substituto da saliva pode ser útil quando o doente tem a boca seca.

Em geral, as dentaduras devem ser retiradas à noite. No entanto, alguns doentes têm relutância em retirar as dentaduras à noite. Quando esta situação se verifica, deve ser explicado ao doente um conjunto diferente de instruções, que também lhe devem ser dadas por escrito.

1) Retirar a prótese dentária quando se prepara para tomar banho ou duche.

2. mergulhar as próteses numa solução de 1 colher de sopa de lixívia doméstica e 2 colheres de sopa de calgon num copo de água fria.

3 - Depois do duche ou do banho, escove os tecidos da crista durante um minuto inteiro com uma escova de dentes macia. 4 - Com sabão normal, escove bem as dentaduras com a mesma escova. Certifique-se de que todo o Clorox é removido.

CUIDADOS COM OS DENTES DO PILAR

Tendo em conta as observações clínicas e os relatórios de investigação (Reitz, Weiner e Levin, 1977; Fenton e Hahn 1978), é evidente que uma boa higiene oral é um fator importante para o sucesso da sobredentadura.

Para o paciente consciencioso, foram descritos procedimentos excelentes, ou seja, uma escova de dentes macia e com várias cerdas é colocada num ângulo de aproximadamente 45 graus e é utilizada uma ação vibratória para limpar os pilares e permitir que as pontas das cerdas entrem na fenda.

Outros métodos de limpeza do sulco são a utilização de fio ou fita dentária, ligadura de rolo ou gaze, fio de tricô macio de 4 camadas ou um palito montado no cabo da escova de dentes.

Para os pacientes que não têm agilidade para utilizar estes métodos, outros métodos são dar ao paciente uma escova de dentes de criança com cerdas macias, a sua cabeça pequena e as cerdas curtas facilitam o acesso a todos os pilares.

O paciente é instruído a usar pasta de dentes fluoretada e uma técnica de "esfoliação" vigorosa. Reeves (1976) recomendou esta técnica. A escova de dentes é segurada de modo a que as cerdas fiquem paralelas ao dente pilar. Um movimento vigoroso para a frente e para trás limpará as coroas e permitirá que as cerdas entrem nas fendas gengivais.

O encaixe da barra pode ser limpo com quadrados de calibre de 4 polegadas e utilizando-os como se fossem engraxadores. Quando estão presentes próteses sobre implantes, a escovagem dos tecidos gengivais circunjacentes aos implantes é muito importante. O tecido adjacente pode ser estimulado com uma escova em miniatura e massagem dos tecidos.

<u>**COMPLICAÇÕES**</u>

<u>**1. Cáries**</u>

O paciente deve ser informado da possibilidade de cárie dentária, que pode afetar seriamente os restantes dentes. A utilização de coifas de ouro pode restaurar e proteger o dente, mas a superfície da raiz pode desenvolver cáries. A recessão gengival é comum e aumenta ainda mais o potencial de cárie. Se forem necessárias coifas, é aconselhável esperar 3-6 meses antes de as fazer.

<u>**2. higiene oral inadequada**</u>

Os pacientes com prótese sobre dentes tendem a variar entre pacientes com uma higiene oral meticulosa e aqueles que nunca usam uma escova de dentes. Normalmente, os dentes pilares podem ser recuperados se forem efectuados tratamentos periodontais e protéticos e se forem iniciados e mantidos cuidados caseiros correctos.

<u>**3 Falta de exames regulares**</u>

A necessidade de um exame periódico de revisão é provavelmente mais importante para o doente com sobredentadura do que em qualquer outra fase da prótese. As sequelas comuns que devem ser verificadas regularmente são o assentamento da base da prótese, que causa uma pressão excessiva sobre os tecidos gengivais dos dentes pilares. Se este procedimento simples não for efectuado, a pressão contínua causará atrofia e perda das gengivas anexas.

<u>**4 Alterar a relação da base da prótese com os dentes e a crista**</u>

A base da prótese deve estar relacionada com os dentes e os tecidos do rebordo para que o apoio seja simultâneo e uniforme. É necessária uma técnica especial de reembasamento para obter um apoio uniforme <u>**5. altura incorrecta do dente pilar**</u>

Se um dente pilar for insuficientemente reduzido, a mobilidade e o desconforto podem ser evidentes. Isto deve-se provavelmente a uma relação coroa/raiz desfavorável. Se os dentes pilares forem demasiado reduzidos, isso conduzirá frequentemente à proliferação dos tecidos moles. Além disso, a sobredentadura terá menos estabilidade.

<u>**6. rutura**</u>

A quebra da base da prótese é um problema potencial. A sobredentadura é fraca devido às reentrâncias dos dentes pilares na dentadura. As bases metálicas devem ser consideradas se o doente for um escovador constante ou um mastigador pesado.

<u>**PROBLEMAS DE SOBREDENTADURA**</u>

1_.PERDA DE ABUTMENT

Um problema potencial é a perda do pilar após a colocação da sobredentadura. Este problema está relacionado com o recrudescimento da doença periodontal ou de cáries, mas pode estar associado ao insucesso do tratamento endodôntico ou a algum tipo de traumatismo.

<u>**Perda associada à doença periodontal**</u>

A maioria das falhas dos pilares ocorre como resultado da doença periodontal, que geralmente começa como gengivite marginal e piora progressivamente se não for tratada. As profundidades das fendas aumentam com a formação das bolsas e a perda de osso. Os cuidados domiciliários irregulares e mal executados e os cuidados de acompanhamento inadequados são as principais causas de perda do pilar após a colocação da sobredentadura.

É necessária uma visita de 3 em 3 meses e os tecidos periodontais devem ser examinados e qualquer doença deve ser tratada adequadamente.

<u>**Perda associada a cáries**</u>

A supervisão periódica dos procedimentos de higiene oral que incluem a utilização de meios auxiliares, tais como pastilhas ou soluções reveladoras, fio dentário e aplicação tópica de soluções de flúor, reduziu significativamente a incidência de cáries em pacientes com sobredentaduras.

A limpeza da própria prótese deve ser enfatizada. A acumulação de placa na dentadura pode ser identificada com uma solução reveladora. Deve ser dada especial atenção à limpeza das áreas da prótese em contacto com os dentes pilares.

Os pilares que vão receber coifas são tratados com soluções tópicas de fluorite antes da cimentação.

<u>**Outras perdas de pilar**</u>

A perda de dentes pilares associada ao fracasso da terapia endodôntica não ocorre normalmente. A perda do pilar como resultado de um acidente envolvendo lesões faciais pode ser singularmente catastrófica para o paciente com sobredentadura.

2_.PROBLEMAS CLÍNICOS

Redução inadequada do pilar:

Quando a redução do dente do pilar da sobredentadura é menor, pode levar a um comprometimento da estética, uma vez que o dente da prótese é maior do que o dente natural e, muitas vezes, parece inestético. A resina sobreposta é tão fina que pode causar a quebra da prótese. Os pilares também se desgastam se as coifas não forem colocadas.

Os dentes devem ser reduzidos até que aproximadamente 3 mm se estendam acima da crista.

Utilização rotineira de coifas:

Em alguns casos, as coifas podem ser desnecessárias. Em caso de higiene oral deficiente, mesmo as coifas não protegerão o dente pilar contra as cáries. As margens das coifas podem facilitar a acumulação de placa bacteriana com a consequente irritação gengival.

A manutenção da higiene oral é uma obrigação para proteger as cáries abaixo das margens e as consultas de revisão ajudam a detetar as cáries iniciais e a gengivite marginal.

Implantes endodônticos endósseos:

Quando o suporte ósseo é mínimo, a utilização de um implante endodôntico endósseo pode reduzir a mobilidade do dente.

Cuidados de acompanhamento inadequados:

As correcções na sobredentadura são essenciais quando ocorre a inevitável reabsorção, apesar de as principais alterações ocorrerem normalmente a uma distância considerável do pilar, a menos que as correcções sejam efectuadas, a sobredentadura pode exercer uma influência indevida sobre os dentes do pilar. Se se registar uma reabsorção considerável, é necessário um novo revestimento ou uma duplicação.

Acessórios e forros macios:

Embora o objetivo principal da retenção dos dentes pilares para uma sobredentadura seja a preservação do rebordo residual, os pilares também proporcionam apoio e estabilidade.
Quando as protuberâncias ósseas ou tecidulares pronunciadas resultam em rebaixos, particularmente aqueles adjacentes aos pilares, é essencial aliviar a prótese para evitar raspar o tecido. Esta ação compromete frequentemente a vedação do rebordo. No entanto, um revestimento macio permite uma adaptação estreita aos dentes do pilar e aos tecidos gengivais. Estes parecem responder favoravelmente à estimulação por este material. A utilização de attachments é considerada quando a topografia das arcadas não é favorável à retenção.

Pode haver uma abóbada alta inclinada para as cristas, não deixando superfícies planas. Na área mandibular, um espaço de prega sublingual mal definido e uma posição retruída da língua indicam geralmente que a retenção será fraca.

<u>Quebra da sobredentadura:</u>

Normalmente, a sobredentadura parte-se sobre ou adjacente a um dente pilar e, após a reparação, tende a falhar repetidamente. Este problema é mais comum nas sobredentaduras imediatas.

O aumento das forças funcionais permitidas pelo suporte do pilar e o assentamento que ocorre também contribuem para a fratura. As bases metálicas e a utilização de resinas de alto impacto reduzem o risco de fratura da sobredentadura.

BIBLIOGRAFIA

1) Harold W. Prieskel. "Overdentures Made Easy" - Um guia para próteses suportadas por implantes e raízes.

2) Brill, N.: Adaptação e a prótese híbrida, J Prosthet Dent 1955;5: 811-824.

3) Miller, P. A.: Dentaduras completas suportadas por dentes naturais.J Prosthet Dent 1958;8:924-928.

4) Dolder, E. J. A prótese mandibular com articulação em barra. J. Prosthet Dent 1961;11: 689-707.

5) Morrow, R. M., Feldman, E. E., Rudd, K. D., e Trovillion, H. M.Tooth- Supported Complete Dentures: An Approach to Preventive Prosthodontics, J Prosthet Dentistry 1969; 21:513-522.

6) Douglas Allen Atwood. Redução das cristas residuais: Uma entidade de doença oral importante. J Prosthet Dent 1971; 26 :266-279.

7) Charles A. Dodge - Prevenção de problemas de prótese completa através da utilização de "overdentures". J Prosthet Dent 1973;30: 403-411.

8) Kenneth D. Rudd, Robert M. Morrow.Oclusão e a prótese unitária .J Prosthet Dent 1973; 30:4-10.

9) Joseph T. Quinlivan. Fabrico de um acessório simples de encaixe esférico. J Prosthet Dent1974;32: 222-225.

10) Fred J. Pacer, Douglas C. Bowman. Discriminação da força oclusal por pacientes com dentaduras. J Prosthet Dent1975;33: 602-609.

12) Wayne R. Frantz. A utilização de dentes naturais em próteses de sobreposição. J Prosthet Dent 1975; 34:135-140.

13) Taylor, Duckmanton, Boyks Dentaduras de sobreposição. Filosofia e prática. II Aust Dent J. 1976;21:495-507.

14) Thayer HH, Caputo A A. Efeitos das sobredentaduras nas estruturas orais remanescentes.J Prosthet Dent 1977;37:374-381.

15) Richard GE, Sarka RJ, Arnold RM, Knowles KI Molares hemiseccionados para suporte adicional de sobredentadura. J Prosthet Dent. 1977 ;38:16-21.

16) Crum RJ, Rooney GE. Perda óssea alveolar em sobredentaduras: um estudo de 5 anos. J Prosthet Dent. 1978;40:610-613.

17) Thayer HH, Caputo AA.Transmissão de força oclusal por attachments de overdenture.J Prosthet Dent.

1979_;41:266-271.

18) Moghadam BK, Scandrett FR.Retenção magnética para overdentures. J Prosthet Dent 1979;41:26-29.

19) Derkson GD, MacEntee MM.Efeito do gel de fluoreto estanoso a 0,4% na saúde gengival de pilares de sobredentadura. J Prosthet Dent.1982;48:23-26.

20) Parkinson CF. Pilares endodônticos e próteses completas.J Prosthet Dent.1982;47:600-602.

21) Parel SM. Overdentures na prática da prótese maxilofacial. Parte I: O paciente com cancro.J Prosthet Dent. 1983;50:522-529.

22) Naert I, Gizani S, van Steenberghe D. Comportamento ósseo à volta de implantes adormecidos e não adormecidos que suportam uma sobredentadura articulada mandibular.Clin Oral Implants Res 1999;10:149-154.

23) Renner RP.Conceito de sobredentadura. Dent Clin North Am.1990;34:593-606.

24) Kolodney H Jr, Holder R Jr, Gray WC.Um índice fiável para o posicionamento correto de attachments de precisão numa sobredentadura existente. J Prosthet Dent. 1992 Mar;67(3):335-338.

25) Langer Y, Langer A. Overdentures retidas pela raiz: Parte II - Gerenciando o trauma entre as cristas edêntulas e a dentição oposta.J Prosthet Dent.1992 Jan;67:77- 81.

26) Moulding MB, Loney RW.The effect of cooling techniques on intrapulpal temperature during direct fabrication of provisional restorations.Int J Prosthodont. 1991;4:332-336.

27) Cune MS, de Putter C, Hoogstraten J. Resultados do tratamento com overdentures implanto-suportadas: Parte I - Achados clínicos e previsibilidade do resultado do tratamento clínico.J Prosthet Dent. 1994 ;72:144-151.

28) Donald R. Nelson, Ann Sue von Gonten. Considerações biomecânicas e estéticas para a seleção do pilar da sobredentadura anterior maxilar. J Prosthet Dent 1994;72: 133-136.

29) Torsten Jemt, Jeffrey E Rubenstein, Lennart Carlsson, Brien R Lang Medição da adaptação na interface protética de implantes.J Prosthet Dent 1996; 75:314-325.

30) I. Naert, S. Gizani, D. van Steenberghe Implantes rigidamente esplintados no maxilar reabsorvido para reter uma sobredentadura articulada: Uma série de relatórios clínicos de até 4 anos. J Prosthet Dent 1998;79:156-164.

31) Regina Mericske-Stem, Eva Venetz, Fritz Fahrlander, Walter Burgin Medições de força in vivo em implantes maxilares que suportam uma prótese fixa ou uma sobredentadura: Um estudo piloto.J Prosthet Dent 2000; 84: 535-547.

32) Golfredson e Holm.Overdentures mandibulares implanto-suportadas retidas com attachments de bola ou barra: um estudo prospetivo randomizado de 5 anos.Int J Prosthodon.2000;13:125-130.

33) Hickey AJ, Vergo TJ Jr. Tratamentos protéticos para pacientes com displasia ectodérmica.J Prosthet Dent. 2001;86:364-368.

34) Awad MA, Lund JP, Dufresne E, Feine JS.Comparação da eficácia de sobredentaduras mandibulares implanto-retidas e próteses convencionais em pacientes edêntulos de meia-idade: satisfação e avaliação funcional.Int J Prosthodont. 2003;16:117-122.

35) Attard NJ, Zarb GA. Resultados do tratamento a longo prazo em pacientes edêntulos com sobredentaduras sobre implantes: o estudo de Toronto.Int J Prosthodont. 2004;17:425-433.

36) Cheng AC, Kwok-Seng L, Wee AG, Tee-Khin N. Tratamento protético de pacientes edêntulos com acesso oral limitado utilizando próteses implanto-suportadas: um relatório clínico.J Prosthet Dent.2006;96:1-6.

37) Vogel R.C .Implant overdentures: a new standard of care for edentulous patients current concepts and techniques. Compend Contin Educ Dent. 2008;29:270-276.

38) Reshad M, Cascione D, Aalam AA.Fabrico de uma restauração fixa mandibular suportada por implantes utilizando tecnologia CAD/CAM: um relatório clínico. J Prosthet Dent.2009;102:271-280.

39) Monica Nogueira Pigozzo, Marcelo Ferraz Mesquita, Guilherme Elias Pessanha Henriques, Luis Geraldo Vaz. A vida útil de sistemas de fixação de overdenture implanto-retida J Prosthet Dent.2009;102:74-80

40) Attard NJ, Diacono M. Carga precoce de implantes originais fixos com overdentures mandibulares - um relatório preliminar de um estudo prospetivo. Int J Prosthodont. 2010;23:507-512.

41) Geckili O, Bilhan H, Mumcu E. Avaliação clínica e radiográfica de três overdentures mandibulares implanto-retidas: um estudo retrospetivo de 3 anos.Quintessence Int 2011;42:721-728.

42)I-Chieh Chen, James S. Brudvik, Lloyd A. Mancl, Jeffrey E. Rubenstein. Liberdade de rotação de acessórios de sobredentadura seleccionados: Um estudo in vitro.2011;106:78-86.

43)Mikage Hasegawa, Yoshitada Umekawa, Erich Nagai, Tomohiko Ishigami. Força de retenção e fuga de fluxo magnético do acessório magnético em várias combinações de suporte e conjunto magnético J Prosthet Dent. 2011;105:266-271.

44) Walton JN, Gardner FM, Agar JR. Um inquérito sobre falhas de coroas e próteses parciais fixas: tempo de serviço e razões para substituição. J Prosthet Dent 1986; 56:416-420.

45) Rissin L, et al. Clinical comparison of masticatory performance and electromyographic activity of patients with complete dentures, overdenture and natural teeth. J Prosthet Dent 1978; 39:508-571.

46) Kapur KK. Estudo cooperativo de implantes dentários da administração de veteranos, parte IV. Comparação da satisfação do paciente entre duas modalidades de tratamento. J Prosthet Dent 1991; 66:517-530.

47) Garrett NR, Kapur KK, Hasse AL. Estudo cooperativo de implantes dentários da administração de veteranos Parte V. Comparações dos consumos dietéticos pré-tratamento e pós-tratamento. J Prosthet Dent 1997; 77:153-161.

48) Manal A. Awad, James P. Lund, Eric Dufresne, Jocelyne S. Feine. Comparação da eficácia da sobredentadura mandibular retida por implantes e da prótese convencional entre pacientes edêntulos de meia-idade: Satisfação e avaliação funcional. Int J Prosthodont 2003; 16:117-122.

49) Pasciuta M, Grossmann Y, Finger MI. Uma solução protética para restaurar a mandíbula edêntula com espaço interarcos limitado utilizando uma sobredentadura suportada por tecido de implante. Um relatório clínico. J Prosthet Dent 2005; 93:116-120.

50) Thomason JM, Lund JP, Chehade A, Feine JS. Satisfação do paciente com overdentures de implantes mandibulares e próteses convencionais 6 meses após a entrega. Int J Prosthodont 2003; 16:467-473.

51) Takanashi Y, Penrod JR, Chehade A, Klemetti E, Savard A, Lund JP, et al. Será que um prostodontista passa mais tempo a fazer overdentures mandibulares de dois implantes do que dentaduras convencionais? Int J Prosthodont 2002; 15:397-403.

52) Sadowsky SJ. Overdentures mandibulares implanto-retidas: uma revisão da literatura J Prosthet Dent 2001; 86:468-473.

53)Richard A. Rasmussen. O Sistema Branemark de Reconstrução Oral. Ishiyaka EuroAmerica, Publishers.

54) Atlas de Implantologia Oral. 2ª edição, Mosby Publication.

55) Stalblad PA. O efeito dos movimentos mastigatórios na mudança de próteses completas mandibulares para sobredentaduras osseointegradas. J Prosthet Dent 1986; 55:357-361.

56) Mericske-Stern R, Hofmann J, Wedig A, Geering AH. Medições in vivo da força oclusal máxima e do limiar de pressão mínima em overdentures suportadas por implantes ou raízes naturais: um estudo comparativo, Parte 1. Int J Oral Maxillofac Implantes. 1993;8:641-649.

57) Charles M. Wiess. Principles And Practice Of Implant Dentistry.Mosby Publication 58) H W Prieskel. Fixação de precisão em prótese dentária: sobredentaduras e próteses telescópicas. Quintessence Publishing Co. Lda

59) Menicucci G, Lorenzetti M, Pera P, Preti G. Overdenture mandibular implanto-retida: um ensaio clínico de dois sistemas de ancoragem. Int J Oral Maxillofac Implants. 1998 Nov-Dez;13(6):851-856.

60) Menicucci G, Lorenzetti M, Pera P, Preti G. Sobredentadura implanto-retida mandibular: análise de elementos finitos de dois sistemas de ancoragem. Int J Oral MaxillofacImplants.1998;13:369-376.

61) Thomas KF. Retenção magnética independente para próteses extra-orais com implantes osseointegrados. J Prosthet Dent. 1995;73:162-165.

62) Davis DM, Rogers JO, Packer ME. A extensão da manutenção necessária para a sobredentadura mandibular retida por implantes. Int J Oral Maxillofacial Implants 1996; 11:767774.

63) Payne AG, Solomons YF. O requisito protético da sobredentadura suportada pela mucosa mandibular - uma revisão da literatura. Prosthodont 2001; 13:238245.

64) Schmitt A, Zarb GA. A noção - de sobredentadura suportada por implantes. J Prosthet Dent 1998; 79:60-65.

65) Implantes Dentários - A Arte e a Ciência. Charles A. Babbush. W.B. Saunders Company.

66) Pacientes edêntulos: Satisfação e avaliação funcional. Int J Prosthodont 2003; 16:117-122.

67) Carl E. Misch. "Prótese de implante dentário". Publicação Mosby.

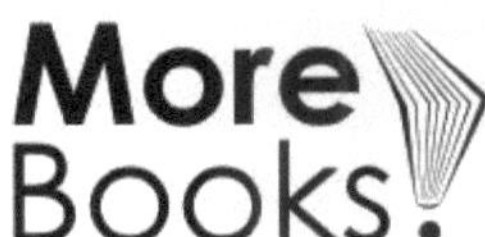

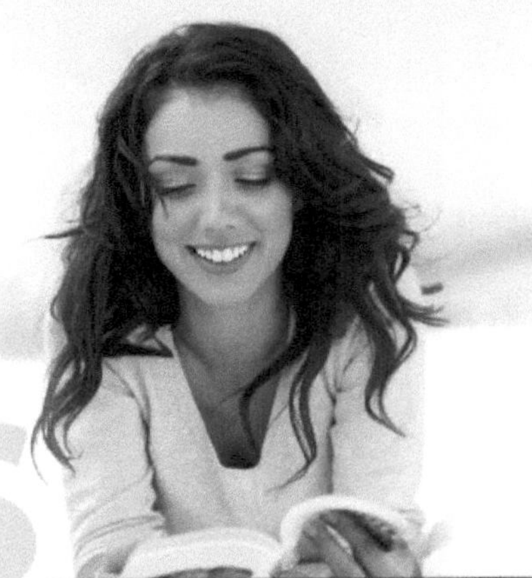

I want morebooks!

Buy your books fast and straightforward online - at one of world's fastest growing online book stores! Environmentally sound due to Print-on-Demand technologies.

Buy your books online at
www.morebooks.shop

Compre os seus livros mais rápido e diretamente na internet, em uma das livrarias on-line com o maior crescimento no mundo! Produção que protege o meio ambiente através das tecnologias de impressão sob demanda.

Compre os seus livros on-line em
www.morebooks.shop

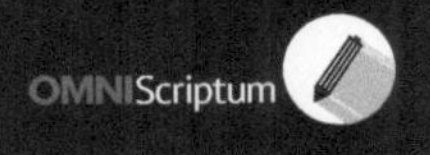

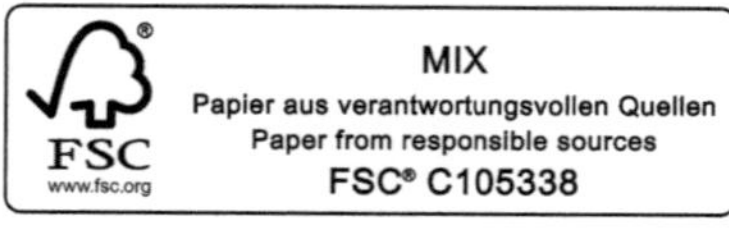

Printed by Books on Demand GmbH, Norderstedt / Germany